SUR UN

EXANTHÈME RUBÉOLIFORME

DU

DÉCLIN DE LA FIÈVRE TYPHOIDE

PAR

Le Dr F. LOVY

Ancien interne des Hôpitaux de Paris
Médecin stagiaire au Val-de-Grâce
Membre correspondant de la Société anatomique

PARIS
G. STEINHEIL, ÉDITEUR
2, RUE CASIMIR-DELAVIGNE, 2

1890

SUR UN

EXANTHÈME RUBÉOLIFORME

DU

DÉCLIN DE LA FIÈVRE TYPHOIDE

IMPRIMERIE LEMALE ET Cie, HAVRE

SUR UN

EXANTHÈME RUBÉOLIFORME

DU

DÉCLIN DE LA FIÈVRE TYPHOIDE

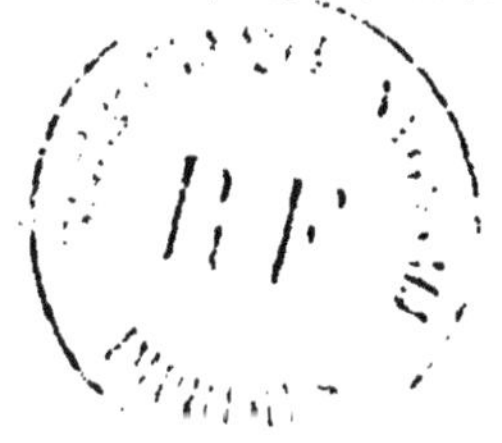

PAR

Le Dr F. LOVY

Ancien interne des Hôpitaux de Paris
Médecin stagiaire au Val-de-Grâce
Membre correspondant de la Société anatomique

PARIS
G. STEINHEIL, ÉDITEUR
2, RUE CASIMIR-DELAVIGNE, 2

1890

SUR UN

EXANTHÈME RUBÉOLIFORME

DU DÉCLIN DE LA FIÈVRE TYPHOIDE

AVANT-PROPOS

Plusieurs fois pendant notre séjour dans les hôpitaux nous avons vu survenir dans le cours d'une fièvre typhoïde normale des éruptions rappelant la rougeole. La remarquable attention avec laquelle nos chefs de service exa minaient ces cas, qu'ils disaient très rares, nous porta à faire quelques recherches sur ce sujet; et, dans ces derniers temps, ayant eu l'occasion d'en observer encore 4 cas, nous avons résolu d'en faire le sujet de notre thèse.

Nous étudierons donc spécialement, en nous appuyant sur les quelques cas que nous trouvons dans la littérature médicale et sur les six observations personnelles que nous possédons, l'exanthème à forme rubéolique, qui survient vers la fin de la fièvre typhoïde, et nous laisserons de côté les autres éruptions de la dothiénentérie, telles que : les taches rosées lenticulaires, les taches bleues du pubis, les éruptions pétéchiales des formes adynamiques, etc., sur lesquelles nous n'avons rien de nouveau à signaler.

Avant d'entrer dans notre sujet, nous remplirons le devoir bien agréable de remercier ceux qui furent nos maîtres dans les hôpitaux.

Nous serons toujours reconnaissants à M. le Dr Desnos, dont nous avons été l'externe et à qui nous devons nos premières notions de clinique médicale.

Nous n'oublierons pas les bonnes leçons que nous ont données MM. les Drs Talamon et Delpeuch pendant le court espace de temps que nous avons pu passer avec eux.

Nous adressons nos plus vifs remerciments à MM. les médecins des hôpitaux Ferrand, Gingeot, R. Moutard-Martin, Falret, Gérin-Roze dont nous avons eu l'honneur d'être l'interne provisoire ou l'interne, pour toutes les marques d'amitié et les conseils dévoués qu'ils n'ont cessé de nous prodiguer.

Nous ne saurions trop remercier M. Monod, chirurgien de l'hôpital Saint-Antoine, dont nous avons été l'interne provisoire, pour les services qu'il nous a rendus en maintes circonstances et les excellentes leçons de chirurgie qu'il nous a données.

Nous nous souviendrons toujours de l'extrême bienveillance et des conseils éclairés que nous avons toujours trouvés auprès de MM. Madamet, Demmeler et Haas, médecins de l'hôpital militaire Saint-Martin.

Enfin nous prions M. le professeur Bouchard de vouloir bien agréer nos meilleurs remerciments, pour l'honneur qu'il nous a fait, en acceptant la présidence de notre thèse.

Historique.

La fièvre typhoïde était pour les anciens confondue avec beaucoup d'autres maladies et particulièrement les fièvres éruptives ; elle n'était pas décrite comme une entité morbide et jusque vers les premières années de ce siècle où ses symptômes et ses caractères anatomo-pathologiques furent suffisamment différenciés, il est à peu près impossible de trouver dans la littérature médicale aucun fait suffisamment net et précis se rapportant à notre sujet. C'est donc à une date relativement récente, que l'on s'est occupé des éruptions spéciales à la fièvre typhoïde.

C'est seulement à partir du moment où les travaux de Louis, de Chomel attribuèrent aux taches rosées lenticulaires une grande valeur diagnostique que l'on remarqua et que l'on décrivit les *autres éruptions cutanées.*

Forget est le premier qui, en 1843, semble en avoir publié un cas, il s'agissait d'un exanthème généralisé, survenu le sixième jour d'une fièvre typhoïde, les taches n'ayant apparu que sept jours après.

Plus tard Wyndham Cottle en publie un cas encore assez douteux (observ. XV).

Murchison dans son traité de la fièvre typhoïde est le premier qui ait attiré sérieusement l'attention de ce côté ; il parle d'efflorescences cutanées, scarlatiniformes, apparaissant au début de la maladie, mais il n'en donne pas d'observations. Il insiste sur les sudamina et les taches rosées, mais il ne parle pas des éruptions rubéoliformes.

En 1862, nous trouvons dans les *Mémoires de médecine et de chirurgie militaires*, un travail de Sourier et Aspol sur une épidémie de fièvre typhoïde et de rougeole qui sévit en 1859 à St-Étienne. D'après leurs observations, ces auteurs concluent à l'existence, non pas de deux maladies distinctes, mais d'une seule, la fièvre typhoïde présentant un symptôme spécial, exceptionnel, une éruption rubéoliforme mais non de nature morbilleuse. Nous renvoyons au chapitre *Pathogénie* pour plus de détails sur cette épidémie très intéressante à notre point de vue.

En 1864, nous trouvons dans la thèse de Chédevergne sur les *manifestations congestives et inflammatoires de la fièvre typhoïde*, deux observations d'exanthème scarlatineux survenant au début de la maladie, avant l'apparition des taches, et durant l'un 4 et l'autre 9 jours. Ces deux faits ne sont pas non plus suffisamment nets ; nous n'en retiendrons que la conclusion : « C'est une fluxion salutaire tendant à produire une sudation forte, qui élimine les substances excrétoires ».

Griesinger dans son *Traité des maladies infectieuses* (1877) s'exprime ainsi : « Dans des cas rares, on observe en même temps que les taches rosées lenticulaires, un exanthème en forme d'urticaire, ou des saillies qui se transforment en vésicules ou en pustules. Au contraire, on constate quelquefois, chez des individus à peau délicate, une injection diffuse ou par plaques étendues, de coloration rosée ; le tégument prend alors un léger aspect marbré, surtout à la partie supérieure de la poitrine ». Peut-être cette dernière variété d'exanthème, insuffisamment décrite d'ailleurs, se rapporte-t-elle à notre sujet.

Donc Griesinger pas plus que les autres ne décrit nettement les symptômes, la marche, la date d'apparition de l'éruption.

En 1877, la thèse de M. Bez sur la *contemporanéité de la fièvre typhoïde avec les autres fièvres éruptives* remarquable à beaucoup de points de vue, tend à faire admettre la simultanéité de la fièvre typhoïde et de la rougeole; il cite 4 observations, mais comme nous le verrons plus tard, elles sont loin d'être probantes, tous les cas n'étant probablement pas de la fièvre typhoïde : la coïncidence des 2 maladies n'est pas prouvée d'une façon irréfutable.

Le premier travail précis fait sur ce sujet remonte à 1878 où MM. Raymond et Nélaton firent paraître dans le *Progrès médical* 3 observations dont deux au moins sont absolument typiques.

Dans les 3 années suivantes parurent sur les éruptions typhiques les thèses de MM. Kéromnès, Reynaud, Cabiran. Ces thèses rapportent les observations connues en y en ajoutant encore quelques-unes.

Enfin, en 1883, M. Lemaigre résume très bien dans sa thèse les travaux précédents et commence à séparer des autres éruptions la variété dont nous nous occupons. Il y ajoute, d'ailleurs, encore 3 observations nouvelles.

Le dernier travail, que nous connaissions se rapportant à ce sujet, est la thèse de M. Estève, en 1888, sur l'évolution simultanée de la fièvre typhoïde avec la rougeole et la scarlatine. On n'y trouve pas d'observation bien probante et il met en doute le diagnostic d'autres observations, particulièrement celles de MM. Raymond et Nélaton, qui nous ont semblé absolument caractéristiques. Nous pouvons répéter ici ce que nous avons dit de la thèse de Bez, car les conclusions sont les mêmes.

En résumé, nous voyons que petit à petit les auteurs sont arrivés à décrire un érythème spécial à la dothiénentérie, mais on n'a pas encore fixé la date de son apparition, sa durée, sa nature, son pronostic : c'est ce que nous essaierons de faire en nous appuyant sur les observations caractéristiques que nous connaissons, c'est-à-dire : deux empruntées à MM. Raymond et Nélaton, une tirée de la thèse de M. Reynaud, trois venant de la thèse de M. Lemaigre et sur nos six observations personnelles.

Dans cet historique nous n'oublierons pas de parler de l'importante communication de M. le professeur Bouchard au congrès de Londres, sur les décharges bactériennes s'effectuant du côté de la peau comme du côté du rein, quoiqu'à un degré moindre, et sur lesquelles nous nous appuierons pour rechercher la nature de notre éruption.

Nous ne ferons que citer les importants travaux de Hayem, Laveran, Hoffman, Feltz sur les embolies capillaires d'origine microbiennes, pouvant s'appliquer à notre sujet ; il en sera de même pour les différents travaux faits sur les éruptions d'origine toxique ou médicamenteuse.

Description. — Observations.

Nous avons éliminé de notre étude les taches rosées lenticulaires qui sont suffisamment connues, les taches bleues qui depuis les recherches de MM. Mourson et Duguet n'ont plus qu'un intérêt historique au point de vue de la dothiénentérie ; nous ne parlerons pas davantage des éruptions sudorales, ecthymateuses, furonculeuses, etc., qui peuvent survenir ici comme dans les autres maladies infectieuses ; nous laisserons aussi de côté les éruptions scarlatiniformes, que certains auteurs paraissent avoir observées au début de la fièvre typhoïde, car les cas publiés sont peu nets et en petit nombre et nous n'avons rien à en dire, n'en ayant pas rencontré ; nous ne dirons que très peu de choses des éruptions hémorrhagiques, pétéchiales, qui surviennent dans les cas graves des maladies infectieuses et qui sont ordinairement accompagnées d'autres hémorrhagies ; nous ne nous occuperons donc que des éruptions rubéoliformes survenant habituellement au moment de la défervescence. Pour notre description nous nous appuierons sur les six observations, que nous avons trouvées dans les auteurs, et sur les six cas que nous avons eu la chance de rencontrer et de suivre dans notre séjour hospitalier.

Nous commencerons par exposer deux cas qui peuvent

être considérés comme types, car on y trouve rassemblés tous les caractères de l'exanthème rubéoliforme. Nous avons observé le premier à l'hôpital St-Martin, tout à fait au début de l'éruption, alors que ses caractères n'étaient pas encore assez accusés, pour rendre le diagnostic possible.

Observation I (personnelle)

Le nommé Hell.., âgé de 22 ans, soldat, entré le 4 septembre à l'hôpital militaire St-Martin dans le service de M. le Dr Haas, salle Maillot, n° 43.

Cet individu qui n'a jamais fait de maladie est entré à l'infirmerie du régiment il y a cinq jours, en se plaignant de faiblesse, de courbature, de maux de tête, d'inappétence. Pendant ce temps il a saigné 3 fois du nez, sa température a varié de 39° à 40° et depuis deux jours il a de la diarrhée. A son arrivée à l'hôpital il présente un état typhoïde assez prononcé, sa température est de 40°,7 le soir. La diarrhée est assez abondante, le ventre légèrement ballonné. On ne constate pas encore de taches rosées lenticulaires. On ne trouve rien ni au cœur, ni aux poumons.

5 septembre, lendemain de son entrée, la température est de 40°,5 le matin, et 40°,8 le soir; le malade n'a pas dormi, mais n'a pas eu de délire. On aperçoit 3 taches rosées sur l'abdomen et une sur le dos. L'état général est comme hier, la fièvre typhoïde semble devoir être d'intensité moyenne; aucun appareil n'est plus particulièrement atteint. Bouillon, alcool, sulfate de quinine, 1 gr.

Les jours suivants l'état général persiste toujours le même; il n'y a pas de délire, l'insomnie devient moins continue. Les taches rosées sont assez abondantes, on peut facilement en compter une vingtaine. La température oscille de 39° à 40°,5. Comme la maladie évolue normalement, le traitement ne change pas ; on ne s'attache qu'à soutenir es forces du malade et à abaisser sa température par le sulfate de quinine.

Le 11 et le 12 la température s'est abaissée d'un degré, elle est à 38°,5 le matin et 39°,5 le soir.

Le 13, seizième jour de la fièvre typhoïde. Le malade est toujours dans le même état, mais la température qui s'était déjà élevée la veille au soir, est encore plus élevée : 39°,5 le matin et 40°,5 le soir. L'état général ne semble cependant pas changé et un examen minutieux ne fait remarquer qu'une augmentation considérable du nombre des taches rosées, elles ne présentent d'ailleurs rien de particulier, quand au reste.

Le 14. Même état général ; temp. 39°,8 et 39°,5. Sur tout le corps on trouve une éruption ressemblant absolument à la rougeole. L'exanthème plus accentué au cou et sur la poitrine est constitué par des taches de grandeur variable. Les plus petites offrent à peu près l'aspect et la grandeur des taches rosées lenticulaires ordinaires. Les plus grandes atteignent jusqu'au diamètre d'une pièce de 1 fr. Sur le cou elles sont assez rapprochées pour se toucher par leur périphérie ; elles sont un peu plus espacées sur la poitrine, moins abondantes sur l'abdomen et dans le dos ; on les trouve très peu nombreuses sur les membres supérieurs, et encore bien moins sur les membres inférieurs, où on n'observe pas de grandes taches, mais simplement de petites taches rosées analogues aux taches rosées lenticulaires, que la veille on avait observé sur le tronc. A la face l'éruption est un peu différente ; les taches ne sont plus distinctes ; elles forment des plaques plus foncées légèrement papuleuses et offrant un peu la consistance de la plaque d'érysipèle.

La couleur des taches est rouge framboisé ; elles sont formées d'une zone centrale plus foncée, d'un rouge plus intense et plus ecchymotique ; la zone périphérique est un peu plus pâle, elle va se confondre insensiblement avec les parties saines et s'efface complètement à la pression. En plus de la zone centrale ecchymotique, qui a presque le diamètre d'une lentille et ne disparaît pas par la pression, on trouve dans la zone périphérique de petits points, de la grosseur d'une petite tête d'épingle, ne disparaissant pas non plus complètement par la pression. Les taches sont bien régulièrement arrondies ; partout si ce n'est à la face, elles sont nettement séparées les unes des autres par des espaces égaux de peau saine.

Nulle part elles ne semblent disposées en croissant.

Les muqueuses nasale, oculaire, pulmonaire ne présentent rien d'anormal.

Le 15. La rougeur framboisée du cou, du tronc, de la face est moins intense ; les taches ont une couleur plus brune, plus foncée.

Quant à l'éruption des membres, elle s'est accusée davantage ; on observe aujourd'hui sur les membres inférieurs une éruption semblable à celle que nous avons observée hier sur le tronc ; l'exanthème est donc ici en retard d'un jour.

Toujours pas de catarrhe des muqueuses. L'état général n'a pas changé ; la température a un peu baissé, 37°,4 matin et 38°,6 le soir.

Le 16. Les taches du tronc brunissent de plus en plus ; la teinte rouge des bords a presque disparu, il ne reste plus que la partie centrale, qui devient de plus en plus sombre, foncée, brunâtre, rappelant un peu l'aspect de certaines syphilides. La température est de 37°,7 et 38°,4. Le malade a des sueurs abondantes et comme la veille il a uriné en assez grande quantité.

Le 18. Il n'y a plus de rougeur ; le centre des taches et le petit pointillé persistent seuls, en présentant une teinte très foncée absolument analogue à une ecchymose datant de 3 ou 4 jours. L'état général s'améliore : temp. 37°,5 ; 38°,2.

Le 19. Même état. Les taches sont encore moins accusées. On observe sur le nez, sur la partie voisine des joues et sur le scrotum une très légère desquamation furfuracée. Il n'y a toujours rien eu aux muqueuses. La fièvre typhoïde est en pleine défervescence, 37°,5 ; 38°.

Le 21. La peau présente encore une teinte générale un peu

brune, mais on ne peut plus retrouver de traces de l'éruption. La température est à la normale. Le malade commence à manger légèrement. Il sort en convalescence le 6 octobre.

Cette observation est remarquable par la marche absolument typique de l'éruption ; on y voit d'une façon extrêmement nette la température descendre avec l'apparition de l'exanthème. L'éruption fut observée à son début, alors que les rougeurs n'avaient encore que les dimensions des taches rosées lenticulaires. Enfin on y trouve signalée une légère desquamation que l'on n'observe que très rarement. L'observation suivante est aussi nette comme marche et les moindres détails de l'éruption y sont rapportés.

Observation II

Empruntée à MM. Raymond et Nélaton (*Progrès médical* 19 oct. 1878).

V. M..., âgé de 23 ans, cordonnier, entre le 9 août, salle Saint-François, lit n° 9.

Renseignements. — Vendredi dernier, 2 août, ce garçon a été obligé de quitter son travail. Une céphalalgie violente et son état d'abattement général furent les premiers symptômes de sa maladie. Le samedi et le dimanche il resta chez lui couché. Outre le mal de tête qui le tourmentait, il éprouvait une soif vive, une chaleur insupportable et la nuit il ne pouvait goûter aucun repos.

5 août. Il fit venir un médecin. Une purgation lui fut ordonnée : depuis cinq jours il n'avait aucune garde-robe ; à partir de ce moment une diarrhée abondante s'établit. Du 5 au 9 août les mêmes phénomènes se continuent sans amélioration, et le 9 le malade vint demander son admission à l'hôpital.

État actuel. — Lorsque nous le voyons, il ne peut se tenir debout sans l'aide de quelqu'un ; il éprouve des éblouissements ; son faciès exprime la stupeur ; la langue est sèche et rouge sur les bords ; le thermomètre placé dans l'aisselle, marque 39°.

Le ventre n'est ni tendu, ni douloureux à la pression. On constate la présence de nombreuses taches rosées lenticulaires sur les téguments de l'addomen, du thorax et des cuisses. L'auscultation des poumons permet de reconnaître des râles sibilants abondants.

Après examen du malade on porte le diagnostic de fièvre typhoïde et on institue le traitement : potion avec 4 grammes d'extrait mou de quinquina ; lavements froids deux fois par jour, bouillon.

Du 10 au 14, l'état du malade s'améliore légèrement ; la diarrhée est moins abondante. La température qui n'a pas été régulièrement prise ne paraît pas s'être élevée beaucoup au-dessus de 38°,6. Le malade dort une grande partie de la nuit ; il est satisfait et demande à manger. Néanmoins la diète est maintenue et l'on continue le même traitement.

Le 15. La température s'élève à 39°. Le malade accuse une céphalalgie très vive : la nuit il a eu du délire.

Le délire continue toute la journée du 16. Notre homme ne répond plus aux questions qu'on lui pose ; il divague continuellement, il urine sous lui.

Le 17, quinzième jour de la maladie, la température s'élève à 40° et en même temps on voit apparaître à la surface du corps, une éruption singulière comme aspect, qui occupe les bras, le cou, la poitrine.

Elle est constituée par une série de papules, de taches irrégulières par leur forme et leur volume faisant un léger relief à la surface du tégument sain ; elles disparaissent sous la pression du doigt pour reparaître dès que cette pression cesse. On dirait absolument une poussée d'urticaire ou de roséole copahique.

Au milieu de cette éruption se voient les taches rosées lenticulaires, qui n'ont subi aucune modification dans leur aspect.

L'inspection de la gorge montre la muqueuse du pharynx avec sa coloration normale.

Le lendemain, 18, la température est de 39°, l'éruption est générale. Voici l'aspect qu'elle revêt : sur les membres on peut l'observer depuis leurs extrémités jusqu'à leurs racines. Au membre inférieur, on voit sur la face plantaire du pied, des papules arrondies, rouge vif, du volume d'une lentille. A la jambe et à la cuisse, ces papules sont de dimensions variables ; il en est, véritables taches rosées, qui sont extrêmement petites ; d'autres atteignent le volume d'une pièce de vingt sous. Ce sont ces dernières, dont les bords nettement surélevés s'accusent sur la peau.

Même disposition de l'éruption au membre supérieur. Toutefois à la paume de la main il n'y a point trace d'érythème, seule la face dorsale présente quelques taches.

Au visage, on retrouve encore une série de petites saillies arrondies, mais elles sont plus confluentes et se confondent par leurs bords, elles dessinent des plaques, des traînées sinueuses de coloration rouge.

Les joues, le front, les oreilles sont couverts par l'éruption. Mais c'est sur la face antérieure du cou et sur la partie supérieure de la poitrine que l'éruption est le plus développée.

Au premier abord, celle-ci semble former une large plaque rouge, occupant les régions sous-hyoïdienne et mammaire; mais en l'étudiant plus attentivement, on ne tarde pas à voir que cette large plaque est composée ; qu'il existe par places de légers interstices où la peau conserve sa coloration normale, si bien que cette surface semblerait résulter de la confluence de papules semblables à celles des membres ; partout ces limites sont marquées par un léger relief.

Les interstices où la peau conserve sa coloration normale, deviennent très nombreux et plus larges au niveau de la région mammaire gauche, et là on constate l'existence de plaques arrondies, les unes grandes comme des lentilles, d'autres comme des pièces de 10 ou de 20 sous, isolées complètement les unes des autres ou bien contiguës par un point de leur contour. Si on pousse plus loin leur analyse on voit qu'elles présentent au centre, un point rouge entouré d'un cercle clair, qui est lui-même cerné par un liséré foncé.

Sur le dos, au niveau des fesses, des omoplates, dans tous les points où s'exerce une pression, s'étale une rougeur uniforme ayant l'aspect d'une véritable nappe érysipélateuse.

Entre ces surfaces, se voient des taches arrondies de toutes dimensions, semblables à celles que nous avons décrites dans les autres régions.

En même temps que cette éruption se généralise, la température tombe à 38°, et oscille autour de ce chiffre pendant toute la durée de l'exanthème (6 jours).

Il est à remarquer que dès le deuxième jour, l'éruption subit des modifications dans son aspect; les plaques rouges framboisées, prirent d'abord une coloration violette beaucoup plus foncée, puis pâlirent et se rapprochèrent de la coloration cuivrée des exanthèmes syphilitiques.

Le 23, 6 jours après son apparition, l'éruption avait disparu sur un grand nombre de points et dès le lendemain, la desquamation commençait.

A la face, au cou, sur l'abdomen, il y eut une simple desquamation furfuracée. Mais sur certains points, sur la poitrine en particulier, la desquamation reproduisit en quelque sorte la forme de l'éruption. On voyait se soulever et se détacher une véritable rondelle épidermique dont les bords répondaient au liséré rouge de la plaque éruptive, avec un centre qui était le point rouge central, signalé plus haut. A la main, aux pieds, desquamation par assez larges plaques.

Aussitôt l'éruption finie, la desquamation commencée, le thermomètre remonte à 39°, 39°,8, 40°, le délire reparait, un peu de météorisme se produit, la diarrhée continue, le malade urine et rend ses fèces dans son lit, sans s'en apercevoir. A ce moment on examine de nouveau ses urines, elles ne contiennent pas d'albumine; aucune région n'est le siège d'œdème, le pharynx a sa coloration normale. Ces différents renseignements sont recueillis d'autant plus exactement, qu'on a soulevé l'hypothèse d'une scarlatine venant compliquer la fièvre typhoïde.

Mais cette recrudescence dans les phénomènes typhoïdes est de courte durée, et au bout d'un septénaire, vers le 1er septembre, l'amélioration dans l'état du malade s'accentue de jour en jour.

La température décroît; le malade est calme; il a repris son appétit et réclame de la nourriture; le 10 septembre, il commence à se lever; il est tout à fait bien. La desquamation continue encore sur certains points du corps (dos, fesses, etc.). C'est une desquamation furfuracée. Le malade part pour Vincennes le 15 septembre.

Dans cette observation la desquamation fut encore bien plus accentuée que dans l'observation I. Il est absolument rare qu'elle atteigne à ce degré. Remarquons que l'espèce de rechute qui suivit l'éruption est exceptionnelle. L'observation suivante est remarquable aussi par la marche typique de l'éruption, quoique nous ne l'ayions pas observée dès le premier jour.

Observation III (personnelle)

Le nommé X..., âgé de 23 ans, garçon boucher, entré le 18 juillet 1889, salle Bazin, n° 31, dans le service de M. Gérin-Roze, à l'hôpital Lariboisière.

Ce malade a encore tous ses parents qui sont bien portants et lui n'a jamais fait de maladie. Depuis 8 jours il se plaint de fatigue, de faiblesse, d'insomnie, de céphalalgie; depuis deux jours il a eu de nombreuses épistaxis et de la diarrhée. Il a la langue sèche, recouverte d'un enduit blanchâtre à travers lequel les papilles font saillie sur les bords. Il a une température de 40°,8.

On trouve sur l'abdomen de nombreuses taches rosées lenticulaires, deux sur les cuisses, quelques-unes dans le dos. Le ventre est légèrement ballonné, il n'y a pas de délire. La fièvre typhoïde s'annonce d'intensité moyenne.

Le malade est soumis au traitement habituel dans le service, 3 bains à 32° par jour, naphtol et salicylate de bismuth, chlorhydrate de quinine 1 gr., Todd extrait mou de quinquina, 4 gr.

Pendant les 7 jours qui suivent son entrée, il ne survient rien de remarquable; les taches, la diarrhée persistent; l'insomnie diminue, l'état général est bon, l'état typhoïde peu prononcé malgré une température oscillant entre 40 et 41°.

25 juillet. Le 15e jour de la dothiénentérie, on remarque en découvrant le malade une éruption ressemblant absolument à la rougeole. Elle est formée de taches rouges de diamètre variant de celui d'une pièce de 50 centimes à celui d'une pièce de 2 francs. Elles sont séparées par d'étroits espaces de peau saine.

On les observe sur tout le corps, moins nombreuses à la face, en plus grand nombre sur le tronc et surtout le cou, un peu plus nombreuses au voisinage des articulations, que sur le reste des membres où elles sont assez rares. Dans le dos le fond de peau saine est légèrement injecté.

Si on les regarde de près on trouve au centre un point plus foncé et dans la zone périphérique, un pointillé ressemblant un peu à celui de la scarlatine. La coloration rouge disparait à la pression; les points ecchymotiques persistent.

L'état général est comme précédemment, le malade ne souffre pas, n'a pas de démangeaisons; on ne lui trouve pas de muqueuses enflammées. La température reste entre 39°,6 et 40°,2.

Le 26. L'éruption est moins nette; les plaques se distinguent moins les unes des autres; la rougeur est plus diffuse, mais moins framboisée. Le pointillé est moins visible. Toujours le même traitement.

Les 27 et 28. La rougeur est presque diffuse, on ne distingue presque plus les taches nettement séparées les unes des autres le premier jour; le pointillé n'existe presque plus.

L'exanthème d'un peu loin ressemble à celui d'une scarlatine au 3e jour, alors que l'éruption a disparu presque complètement et a pris une coloration brune au lieu de la teinte rouge framboisé du début.

Le 30. A peine s'aperçoit-on encore de l'éruption primitive. La peau commence à être humide, la température commence à baisser d'un degré. Le malade dit aller mieux. Il rend 2 litres d'urine légèrement albumineuse.

1er août. Rien n'indique plus qu'il y ait eu une éruption cutanée. Il n'y a pas de desquamation.

Le 2. Éruption de miliaire assez abondante aux aines, au cou, aux aisselles. La température est de 38°,5 et 39°,5.

Le 6. Le malade est apyrétique ; il commence à manger.

Le 12. Part à Vincennes complètement guéri.

Nous ferons remarquer cette poussée de miliaire survenant un jour après l'éruption rubéoliforme. Le fait n'est pas très rare ; il montre bien d'ailleurs que les 2 éruptions sont absolument distinctes.

Observation IV (personnelle)

Victor Hat.., jeune soldat, âgé de 22 ans, entre le 13 septembre à l'hôpital Saint-Martin, salle Magendie, n° 1, dans le service M. le Dr Demmeler.

On ne trouve rien dans les antécédents de ce malade. Il est entré à l'infirmerie du régiment il y a 6 jours en se plaignant de fatigue générale, de céphalalgie, d'étourdissements, d'insomnie, et de fièvre.

A son arrivée à l'hôpital les mêmes symptômes persistent, il y a en outre de la diarrhée et quelques taches rosées lenticulaires sur l'abdomen. La langue est très chargée. Il n'y a presque pas de troubles nerveux, simplement un peu d'affaissement. La température est de 39°,2 le matin et 39°,3 le soir. On fait le diagnostic de fièvre typhoïde de variété plutôt bénigne.

Traitement habituel : lavements boriqués, sulfate de quinine, café, alcool, bouillon et lait.

Du 13 au 23. Sa maladie évolue normalement; il ne survient rien de particulier; la température oscille entre 39 et 40° sans dépasser cette dernière limite. Dans l'après midi du 23 on remarque que la figure est plus rouge que d'habitude. La température est de 38°,8 et 39°,2.

Le lendemain 24, dix-neuvième jour de la maladie, on voit sur tout le corps une rougeur ressemblant à l'exanthème morbilleux. Les taches varient du diamètre d'une pièce de 50 centimes à celui d'une de 1 franc. Au centre de chaque tache se trouve une partie plus foncée, ecchymotique, ne disparaissant pas par la pression comme la zone périphérique ; on trouve de plus dans cette dernière un très léger piqueté rouge ressemblant un peu à celui de la scarlatine. Les taches sont séparées les unes des autres par des intervalles de peau saine équivalant à peu près à leur diamètre.

Sur la face, l'éruption au lieu d'être formée par des taches nettement séparées est constituée par des plaques irrégulières plus foncées que l'éruption du reste du corps, légèrement surélevées, mais ne présentant pas de points ecchymotiques.

Sur les jambes et sur les bras (où l'éruption est plus accusée en arrière et en dehors) on voit des rougeurs irrégulières, de couleur très nettement rosée, ressemblant absolument à de la rougeole assez confluente.

Dans le dos, l'éruption ne diffère de celle de la poitrine que par le fond de peau saine qui est un peu plus rouge probablement par suite du décubitus.

On n'observe pas de rougeur au pharynx ; il n'y a pas de

catarrhe des muqueuses nasale, oculaire, auditive ; pas de congestion pulmonaire.

L'état général semble encore amélioré ; le malade se sent très bien : la température est d'un degré moins élevé que la veille : 37°,9 le matin et 38°,1 le soir.

Le 25. La couleur des taches a notablement changé. Il n'y a à peu près plus de rougeur diffuse périphérique ; il ne persiste presque plus que la partie centrale des taches, qui de rouge framboisé est devenue de couleur brunâtre. Sur les bras et surtout les jambes, la teinte n'a pour ainsi dire pas encore changé ; l'éruption y est encore typique et peut-être même plus accentuée qu'hier.

Le 26. Les taches du corps, du cou et des bras sont devenues tout à fait brunes ; il n'y a plus de teinte rouge ; la coloration générale est cuivrée ; aux jambes la rougeur commence à disparaître et a fortement changé de ton ; à la face il n'y a à peu près plus rien. Bon état général.

Le 28. On ne trouve presque plus de traces de l'éruption : la peau conserve encore une coloration brune intense. Il n'y a pas de desquamation. La température est de 37°,2 et 38°.

Du 30 au 6 octobre. Apyrexie absolue, la diarrhée a cessé ; on ne trouve plus rien nulle part, le malade commence à manger. Mais le 6 octobre au soir la température remonte à 39° et se maintient entre 38°,2 et 39°,4 du 7 octobre au 16. La diarrhée revient, il y a une petite poussée de taches rosées lenticulaires. Le malade a donc une rechute, mais elle est très bénigne ; il ne se plaint de rien sauf d'avoir un peu de fièvre le soir et de ne plus avoir d'appétit.

A part cette rechute qui dura 10 jours le malade ne présenta plus rien de particulier. A partir du 20 octobre sa température ne dépassa plus 37°,5 et il partit 15 jours après en congé de convalescence.

Cette observation est à remarquer par la coïncidence extrêmement nette de la chute de la température avec l'apparition de l'exanthème. Nous voyons de plus, que dans ce cas il y eut une rechute très nette après 8 jours d'apyrexie, sans réapparition de l'éruption.

A côté de cette observation, nous en placerons une empruntée à la thèse de M. Lemaigre où il y eut une récidive de l'éruption 14 jours après sa terminaison, mais sans qu'il y ait eu rechute de la fièvre continue, car la température ne s'éleva pas au-dessus de la normale. D'ailleurs, dans ce cas il est à se demander, vu les phénomènes congestifs, qui ont lieu du côté des muqueuses, si cette seconde éruption est bien du même genre que la première.

Observation V

Empruntée à la thèse de M. Lemaigre.

G... (François), âgé de 38 ans, tourneur en cuivre, entre le 15 mai 1882 à l'hôpital Laënnec, salle Larochefoucault, lit 28, service de M. le professeur Ball.

...Le lendemain à la visite du matin le délire a absolument disparu; le malade est tout à fait raisonnable ; on peut constater que sa température est de 38° et qu'il présente sur le corps de magnifiques taches rosées lenticulaires.

Les jours suivants, les symptômes de la fièvre typhoïde, dont il était atteint, se prononcent de plus en plus. La langue est rouge sur les bords et même légèrement fuligineuse, tandis qu'elle est blanche au centre. La diarrhée est abondante. A deux reprises, le malade a eu de l'épistaxis, dont l'une a nécessité le tamponnement antérieur. Les poumons font entendre des râles de bronchite. Le ventre est ballonné et nettement douloureux dans la fosse iliaque droite.

On vit évoluer d'une façon tout à fait normale la fièvre typhoïde de ce malade ; aussi ne le suivrons-nous pas jour par jour. Ce qui est à noter, c'est qu'arrivé au vingtième jour de sa maladie, l'infirmier du service fait remarquer que la veille en changeant G..., il a aperçu sur son corps des taches rouges. On examine alors la surface cutanée et on n'est pas peu surpris de voir qu'il présente des taches rouges, qui ressemblent à celles de la rougeole. Le tronc est tout couvert de ces taches qui laissent entre elles, sur le devant de la poitrine, un intervalle de 3 à 4 centimètres, tandis qu'au niveau des aines, des aisselles, du pli du coude surtout, des cous-de-pied, il y a une rougeur uniforme, vive, et qui ferait diagnostiquer une scarlatine, s'il n'y avait pas d'autres éléments de diagnostic. A la figure, l'exanthème est bien moins prononcé, ainsi qu'aux pieds et aux jambes.

Les muqueuses nasale et buccale sont tout à fait saines et il n'y a pas là cette angine que l'on voit dans la scarlatine.

La température a été de 38°,5 la veille du jour de l'éruption ; mais elle est revenue rapidement à la normale.

Les urines analysées à plusieurs reprises ne donnent pas d'albumine. Le malade est gardé au lit et bien que l'appétit lui soit revenu depuis longtemps, on le laisse encore au régime lacté.

Cinq jours après la disparition de la rougeur de l'exanthème, la desquamation commence à se faire, mais bien que très générale, elle ne se fait pas par larges plaques, si ce n'est à la face plantaire. Elle dure sept jours et deux jours après, alors que l'on ne songeait plus à cette éruption, la voilà qui reparaît. Cette fois il n'y a pas d'élévation thermique, mais elle est beaucoup plus intense que la première fois.

Les muqueuses sont prises, les yeux pleurent ; le malade est obligé de se moucher fréquemment. En même temps, la langue est blanchâtre, mais, chose curieuse, il n'y a pas d'angine.

Les endroits affectés primitivement de rougeur en sont de

nouveau le siège. Au bout de deux jours, la teinte presque lie de vin des rash des jointures pâlit, et le quatrième jour, la peau a recouvré sa couleur presque normale, un peu plus rouge cependant, et bientôt se reproduit la desquamation, mais par lambeaux beaucoup plus petits et presque furfuracée.

Les urines sont de nouveau examinées et cette fois encore on n'y trouve pas d'albumine.

Il n'y a eu aucun symptôme général grave et le traitement a simplement consisté en toniques (julep, 100 gr. teint. q. q., 8 gr.

Le malade sort le 5 juillet complètement guéri.

Dans cette observation comme dans beaucoup d'autres, nous devons faire remarquer la chute de la température qui coïncide avec l'apparition de l'exanthème. En voici encore un exemple quoique la chute de la température ne se soit produite qu'à la fin de l'éruption : c'est le 1er des cas d'exanthème rubéoliforme que nous avons observés.

Observation VI (personnelle)

Le nommé B... (Florimond), 19 ans, boucher, entre le 12 octobre 1888 à l'hôpital St-Antoine, salle Louis, lit n° 3, dans le service de M. R. Moutard-Martin.

Il n'a jamais été malade ; depuis 4 jours il se plaint de fatigue, de mal de tête, d'inappétence, de constipation ; il a une langue d'embarras gastrique ; sa température est de 39°. Pas de taches, pas de ballonnement du ventre. On songe le 1er jour à un embarras gastrique et on lui donne 30 grammes de sulfate de magnésie.

Le lendemain 14, la température persiste élevée 39°,5 et 40° ; l'état général est plus mauvais ; il y a une épistaxis et la diarrhée persiste à la suite de la purgation d'hier.

Le 15, même état ; les soupçons de fièvre typhoïde sont confirmés par l'apparition sur l'abdomen de 3 taches rosées lenticulaires. La température est de 40° et 40°,8. Trait. : alcool, 50 centigrammes de sulfate de quinine par jour.

Du 15 au 20, l'état général s'aggrave encore ; il y a de la somnolence pendant le jour et un délire peu violent, mais durant presque toute la nuit. Un peu de congestion pulmonaire. Tous les appareils sont pris à peu près au même degré. Les taches rosées sont assez abondantes. C'est une fièvre typhoïde grave avec un peu de prédominance sur le système nerveux.

Le 21, quatorzième jour de la maladie, l'état général étant toujours le même, la température étant à 40° le matin et 40°,6 le soir, on remarque sur tout le corps une éruption de petites taches rouges de la grandeur d'une lentille : on les prend pour une éruption de taches rosées lenticulaires extrêmement abondantes.

Les urines examinées à plusieurs reprises pendant la période d'état sont en petite quantité et très légèrement albumineuses. L'albumine disparaît après la défervescence.

Le 22, le quinzième jour de sa dothiénentérie, on trouve sur le corps et plus particulièrement accentuée sur la poitrine et le cou une éruption formée de petites macules ressemblant nettement à la rougeole. Dans les endroits les plus confluents les taches arrivent à se toucher par leur périphérie ; elles sont arrondies et ont de 1 à 2 centimètres de diamètre ; leur partie centrale est très foncée, hémorrhagique ; leur partie périphérique de coloration rouge écarlate disparaît à la pression.

A la face la coloration est assez peu intense et semble formée de plaques irrégulières. Aux jambes elle apparaît très peu. Rien sur les muqueuses, rien au pharynx. La température fut ce jour-là de 40°,5 et 41°,2 ; l'état général ne fut pas aggravé.

Le 23. L'éruption ne semble guère avoir changé d'aspect, sauf sur les membres inférieurs où elle s'est accentuée, surtout au voisinage des articulations.

Le 24. Il n'y a plus rien à la face ; sur le tronc, le cou, le dos les taches ont changé de coloration ; elles sont plus foncées, d'aspect brunâtre, surtout la partie centrale hémorrhagique, la partie périphérique ayant plutôt de la tendance à disparaître.

L'état général reste toujours grave, quoiqu'il semble y avoir une certaine amélioration ; le malade urine davantage ; un litre et demi au lieu de deux tiers de litre. D'ailleurs la température est descendue à 38°,6 le matin pour remonter à 40° le soir.

Pendant cette éruption on n'a pas observé de catarrhe des muqueuses. La congestion pulmonaire qui existait presque depuis le début de la maladie persista sans augmentation. Le sulfate de quinine à (0 gr. 50 par jour), à qui dans le doute on avait cru attribuer l'éruption, a été supprimé dès le début. Il fut rétabli à la fin sans amener de récidive.

Le 25, cinquième jour de l'éruption, on ne trouve plus nulle part la coloration rosée, écarlate du début ; partout la zone périphérique des taches a disparu et il ne reste plus que la zone centrale qui a complètement changé de couleur et est devenue tout à fait brune, bronzée.

L'éruption peut donc être considérée comme terminée, les 2 ou 3 jours suivants étant employés à résorber le sang épanché comme à la suite de toutes les ecchymoses.

Du 25 au 30, la température reste entre 39° et 40°, au lieu d'osciller entre 40° et 41° ; l'état général est meilleur.

L'éruption ne laisse absolument plus de traces ; il n'y a pas eu de desquamation.

Le 30, il semble y avoir une recrudescence dans les phénomènes généraux ; le malade est agité ; il vomit dans la journée à deux reprises des matières bilieuses, mais le lendemain, la température baisse d'un degré, de même que le surlendemain et le jour suivant, de sorte que la température est entre 37 et 38°,4 les 3 premiers jours de novembre, et normale à partir de ce moment.

La température, qui avait baissé d'un degré au début de l'éruption, s'est encore maintenue à 39° pendant toute sa durée, malgré l'amélioration des symptômes généraux, puis elle est descendue rapidement à la normale dans l'espace de 3 jours, pendant lesquels on a observé tous les phénomènes de la crise : polyurie, sueurs, etc.

Le malade continue à aller bien et sort le 15 novembre pour Vincennes, complètement guéri.

Dans toutes les observations que nous avons rapportées, nous avons vu l'exanthème avoir une durée assez longue, variant de 3 à 5 jours. Voici une observation où sa durée fut beaucoup plus courte.

Observation VII

Empruntée au travail de MM. Raymond et Nélaton (*Progrès médical*, 1878.)

P. G..., âgé de 20 ans, entre le 16 août à l'hôpital Beaujon, salle St-François, n° 19.

.... Le diagnostic n'est pas douteux ; nous sommes en présence d'une fièvre typhoïde. On ordonne lotions, lavements froids, etc.

Le soir même, le malade a du délire ; il s'agite beaucoup et l'on est obligé de garnir son lit de planches afin d'éviter qu'il ne se jette par terre.

L'examen des urines pratiqué le même jour, y fait reconnaître la présence d'une grande quantité d'albumine. Jusqu'au 23, qui est le quinzième jour de sa maladie, les mêmes phénomènes persistent sans grande modification. La température, avec quelques oscillations, reste au-dessus de 39°, et le délire continue.

Le 23, à la visite du soir, on note l'apparition de papules occupant les avant-bras, les cuisses, les lèvres, le front. Ces papules sont disséminées et de grandeur inégale ; les unes, petites, ne dépassant pas le volume d'une lentille ; d'autres, plus larges, siégeant surtout aux cuisses, atteignent le diamètre d'une pièce d'un franc. Elles sont de coloration rouge framboisé, et leur contour irrégulier tranche nettement sur le tégument sain, d'autant mieux que leurs bords sont plus foncés et comme circonscrits par un liséré rouge. Au centre de la papule se voit un point noir ; on dirait une piqûre d'insecte entourée d'un cercle rouge. Au milieu de cette éruption se trouvent les taches rosées dont les caractères ne se modifient pas. L'état général est le même. Même température ; même agitation ; la diarrhée est toujours abondante ; la langue est noire et sèche. Il y a de l'albumine dans les urines. Le pharynx ne présente pas de rougeur érythémateuse ; il a sa coloration normale.

Le lendemain matin, l'éruption est semblable à celle de la veille ; elle n'a fait aucun progrès.

Le *surlendemain*, 17 août, nous n'en trouvons plus traces. Pendant ce temps, à l'agitation a succédé un état de stupeur complet. Les membres sont agités de mouvements incessants ; le regard est hébété et fixe, des eschares se produisent au sacrum et sur les trochanters. Cet état se prolonge jusqu'au 29 août, vingt et unième jour de la maladie. Pendant ce temps, nous avons vu se produire une légère desquamation furfuracée qui n'a été bien sensible que sur les membres supérieurs.

A partir du 20 août, le malade, bien que conservant toujours du délire, se sent mieux. La température oscille autour de 38°. La stupeur est moindre ; sa langue se dégage de son enduit.

Le malade a faim, et accuse dans son délire ses voisins de lui soustraire sa nourriture.

Dès lors, bien que plongé dans un état de subdélirium jusqu'au 8 septembre, notre homme va sensiblement mieux. La température tombe à 38°, puis à 37°,6 et se maintient à ce chiffre. Il mange, reprend sa raison ; néanmoins, il reste encore un peu d'albumine dans ses urines.

Le 14 septembre, le malade se lève ; il est en pleine convalescence.

Jusqu'ici nous n'avons vu que des éruptions absolument semblables comme début, comme marche et comme aspect. Nous rapportons ici une observation, publiée dans la thèse de M. Reynaud, un peu différente des précédentes ; il s'agit d'une malade atteinte de fièvre typhoïde bien nette, à forme grave (délire, hémorrhagies intestinales, congestion pulmonaire intense) au déclin de laquelle survint un exanthème rubéoliforme, qui sur certains points ressembla dans la suite à de la scarlatine et qui sembla avoir débuté par les membres.

Observation VIII

Empruntée à la Thèse de Reynaud.

Engler (Elisa), 22 ans, domestique, entre le 20 juin 1881, au n° 18 de la salle Ste-Marthe, hôpital de la Charité, dans le service de M. le professeur Laboulbène.

.... Le vingt et unième jour de la maladie, la température commençait à baisser lorsque l'éruption apparut.

6 juillet. On note à la visite du matin un érythème occupant le dos des deux poignets et qui est d'abord attribué à la pression exercée par les liens qui retenaient la malade au lit. (délire encore intense).

Il est analogue aux érythèmes copahiques. En examinant attentivement, on voit une plaque rouge centrale, autour de laquelle est un semis de petits points rouges légèrement boutonneux.

Même rougeur sur les deux genoux, mais beaucoup moins prononcée et sous forme de semis seulement sans plaque centrale. La malade n'accuse pas d'angine, et la température, le jour de l'éruption, ne s'élève le soir qu'à 38°,5.

Du 6 au 10. Les membres et le tronc se couvrent de petits

points très rouges, isolés, légèrement saillants, n'excitant aucune démangeaison. La température s'élève graduellement d'un degré chaque jour, jusqu'à 39°,8 qu'elle atteint le 10 au soir.

Le 10. La face et le cou sont envahis par la rougeur, et les tissus sont tuméfiés, comme érysipélateux.

La conjonctive est injectée, les paupières et le lobule de l'oreille sont œdématiés.

L'éruption est formée de papules et de plaques saillantes qui, en se rejoignant, recouvrent toute la surface du corps.

Sur les parties latérales du tronc, les papules sont très saillantes.

On trouve dans les urines une assez grande quantité d'albumine.

Le 12. La température du matin est de 39°; celle du soir de 40°,6. L'éruption prend une teinte plus foncée d'un rouge vineux. La face est bouffie, œdématiée.

Les lèvres gonflées commencent à s'ulcérer.

La bouche est sèche, fuligineuse. La langue, d'abord couverte d'un enduit blanchâtre, est maintenant complètement rouge, avec saillies papillaires à la pointe et sur la partie centrale. Sur les bords quelques traînées blanchâtres. Elle est d'une sécheresse absolue. Le voile du palais, la luette sont d'un rouge piqueté ; les amygdales ne sont pas augmentées de volume. La malade tousse un peu et l'on entend dans la poitrine des râles sibilants.

A ce moment l'éruption offre l'aspect suivant :

Sur les membres supérieurs, on observe une rougeur par plaques uniformes sur le poignet, la paume des mains, rougeur sur laquelle se détachent des points plus rouges, saillants et sous forme de points isolés.

Les intervalles de peau saine sont peu étendus. Sur les membres inférieurs, au niveau des cous-de-pied et du genou, rougeur en plaques. Les petites lèvres sont tuméfiées. Sur toute l'étendue du tronc, zone rouge disséminée par plaques plus ou moins grandes et par petits points isolés, ces plaques présentent comme caractères, la saillie qu'elles forment au-dessus de la peau, l'absence de prurit, leur grande étendue. La pression du doigt fait un peu pâlir l'éruption, mais la rougeur revient aussitôt.

Vers le 16, il y eut comme un semblant de desquamation, mais le délire devint très fort chez la malade ; elle tomba dans le coma ; la température monta successivement à 41° et 42°,2 et au moment de la mort à 43°,2.

L'autopsie fut rendue impossible par l'état de décomposition rapide du cadavre.

Assurément l'éruption que nous trouvons décrite dans cette observation est loin d'être absolument semblable à celle que nous trouvons dans les autres, cependant si nous avons égard à la gravité et aux complications de toute nature, qui sont survenues pendant le cours de la maladie, nous pouvons leur attribuer la forme irrégulière de l'exanthème.

Voilà la première observation où la maladie se soit terminée par la mort. C'est en effet l'exception, mais si l'on observe habituellement l'éruption dans des formes plutôt bénignes, on peut la rencontrer aussi dans des formes graves. En voici deux cas qui nous sont personnels et où l'éruption fut tout à fait caractéristique ; dans l'un la gravité peut être attribuée à l'âge déjà avancé du malade, dans l'autre à des infections secondaires qui ont prolongé la maladie pendant très longtemps.

Observation IX (personnelle)

Le 21 décembre 1888, entra à l'hôpital St Antoine, salle Andral, lit n° 47 *bis*, dans le service de M. R. Moutard-Martin, D... (François), âgé de 41 ans, garçon de magasin.

A son entrée cet homme est dans un abattement profond, il répond très difficilement; il ne se plaint que de fatigue générale durant déjà depuis près de 8 jours; depuis ce temps-là il ne mange plus. Il est constipé depuis 5 jours. Sa langue est blanche, recouverte d'un enduit très épais sur le milieu. Sa température est de 39°,5. On ne trouve rien d'autre à signaler qu'un peu de bronchite généralisée.

22 décembre. Il est purgé. L'état général est toujours grave. La diarrhée s'établit à la suite de la purgation. Température 39°,2, 40°.

Le 24. On trouve sur l'abdomen 4 taches rosées lenticulaires non douteuses. L'état général est encore plus mauvais; il y a un peu de délire nocturne. L'urine est légèrement albumineuse; le ventre est ballonné; léger gargouillement à la fosse iliaque; diarrhée intense, ocreuse, puante. Le diagnostic de fièvre typhoïde n'est plus douteux.

Les jours suivants le même état persiste. Les taches rosées s'accentuent encore, le malade est très affaibli, mais conserve toute sa connaissance. La température oscille assez régulièrement au voisinage de 39° et 39°,5.

Le 6 janvier, vingt et unième jour de la maladie, le malade s'aperçoit par hasard qu'il est survenu sur ses bras, ses jambes et son corps des rougeurs sans démangeaisons. Les plus volumineuses ont le diamètre d'une pièce de 50 centimes.

Le 7. Les taches existent sur tout le corps et ont beaucoup augmenté de volume. Les plus étendues sont sur les cuisses et là quelques-unes ont l'étendue d'une pièce de un franc; les autres sont plus petites. Elles sont nettement arrondies et, à part un peu leur centre beaucoup plus foncé et légèrement hémorrhagique, s'effacent par la pression. Elles sont plus accentuées aux plis de flexion.

La face est rouge, mais on n'y trouve pas de taches nettes.

Les muqueuses nasale, oculaire, laryngée sont saines, sans la moindre congestion.

Le 8, 3ᵉ jour de l'éruption, les taches sont toujours nettes et séparées les unes des autres, mais il s'y ajoute une légère teinte rouge, uniforme, diffuse, surtout accentuée dans les parties les plus déclives, le dos, le cou, les fesses ; elle est très peu visible sur les avant-bras, les mains, les jambes et les pieds.

Le 9. La teinte rouge des taches a beaucoup diminué ; leur partie centrale devient brune.

Le 10. L'éruption a presque disparu, il ne persiste plus qu'une teinte brune aux endroits qui ont été le siège d'hémorrhagies. Cette teinte ne disparait pas par la pression. C'est sur les jambes que l'éruption laisse encore le plus de traces. Ce jour-là on trouve à la face une très légère desquamation.

Le 11, 7e jour de l'éruption, on trouve une desquamation furfuracée assez abondante à la face. Ailleurs et les jours suivants on ne trouva pas la moindre trace de desquamation.

Pendant la durée de cette éruption, l'état général du malade s'améliora sensiblement ; il y eut moins de somnolence, le malade parla avec beaucoup plus d'intelligence. En outre la température sans arriver à la normale baissa d'un degré et se maintint entre 38° et 39°. Les urines devinrent plus abondantes, la congestion pulmonaire disparut, la peau redevint moite.

Malgré ces symptômes, la température persista encore entre 38 et 39 pendant presqu'un mois, la diarrhée dura encore longtemps et l'appétit ne revint que très lentement.

On ne trouva pas la cause de la persistance de l'état fébrile qu'on rapporta à la prolongation de l'infection typhique, probablement favorisée par l'âge déjà avancé du malade et son mauvais état général antérieur.

Il n'y eut rien à signaler dans le cours de la maladie à partir de l'éruption, si ce n'est une poussée de miliaire qui survint 2 ou 3 jours après.

Petit à petit les forces se relevèrent et le malade sortit complètement guéri le 9 mars, après un séjour de 2 mois 1/2 à l'hôpital.

Cette observation est remarquable par la lenteur de

l'évolution de la fièvre typhoïde, sans qu'il soit possible de l'attribuer à une complication intercurrente. Nous voyons ici, comme dans presque tous les autres cas, la température s'abaisser pendant la durée de l'éruption, mais la guérison ne s'ensuivit pas immédiatement ; il y eut une espèce de rechute fébrile, sans aggravation de l'état général, de sorte que la maladie fut fort longue comme on l'observe souvent chez les sujets âgés. Nous ferons encore remarquer cette poussée de miliaire qui suivit l'éruption rubéoliforme de quelques jours, comme nous l'avons déjà vu plus haut dans une observation.

Observation X (personnelle)

Le nommé Ch..., soldat, âgé de 23 ans, entre le 9 septembre 1889 à l'hôpital militaire St-Martin, salle Desgenettes, lit 37, dans le service de M. Demmeler.

Ce malade dit à son arrivée n'avoir jamais été malade ; il habitait à la campagne avec ses parents bien portants aussi et il n'est à Paris que depuis 10 mois. Il y a 4 jours, il est entré à l'infirmerie du régiment, ayant de l'inappétence, de la céphalalgie, de l'insomnie, de la fatigue générale depuis déjà 4 jours ; il n'a pas eu d'épistaxis. Il a de la diarrhée depuis 3 jours, à la suite, dit-il, d'une purgation.

Le soir de son entrée il a 40°,7. On trouve quelques taches rosées sur l'abdomen ; le ventre est ballonné, on a du gargouillement à la fosse iliaque droite. Le malade est très prostré.

10 septembre. Le malade n'a pas dormi dans la nuit, mais n'a pas eu de délire. Il a vomi à plusieurs reprises des matières bilieuses. Les urines contiennent une très légère trace d'albumine ; elles sont en petite quantité et fortement acides. Température 39°,8 ; 40°,3.

Du 11 au 18. La température oscille entre 39°,5 et 40°,5. Pendant les premiers jours on observe encore quelques vomissements ; le malade est très difficile à alimenter. La diarrhée est très abondante. Les urines toujours en petite quantité et légèrement albumineuses. Les taches rosées sont abondantes. A partir du 15 on observe un peu de congestion pulmonaire. L'état général est toujours grave : somnolence, prostration, un peu de délire pendant la nuit. Rien de spécial du côté du cœur et du pouls.

Le traitement consiste en alcool, café, sulfate de quinine à haute dose mais à intervalles éloignés, lavements boriqués, bouillons, potages.

Le 19. La température baisse légèrement, 39° et 39°,7 au lieu de 39°,4 et 40°,3 la veille. L'état général semble amélioré.

[illegible] 4 heures du soir l'infirmier remarque une rougeur assez intense sur le front, et, en soulevant les couvertures, il en voit aussi sur le corps.

Le 20. A la visite nous constatons sur tout le corps une éruption rubéoliforme. Sur la face, où elle est assez intense, elle est formée par de larges taches irrégulières, légèrement surélevées. Ailleurs on observe des taches arrondies de toutes les dimensions atteignant jusqu'au diamètre d'une pièce de 1 franc. Elles sont surtout abondantes au cou, aux aisselles et sur la poitrine où elles se touchent par leur périphérie sans se confondre cependant. Elles sont un peu plus petites et plus rares sur les jambes. Elles ne sont pas sensibles au toucher et s'effacent à la pression, sauf la partie centrale, qui est très foncée et ecchymotique. D'un peu loin la teinte générale est écarlate ; elle ressemble un peu à la scarlatine lorsqu'on ne distingue plus les taches.

On ne trouve pas de rougeur au pharynx ; les autres muqueuses sont saines ; la congestion pulmonaire, qui existe déjà depuis longtemps, ne semble pas diminuer.

L'état général semble amélioré ; la peau est moite pour la première fois depuis le début de la fièvre ; les urines ont augmenté et la température a encore baissé : 38°,4 et 39°, point qu'elle n'a pas encore atteint.

Le 21. La rougeur a fort diminué, surtout sur le tronc, mais elle est encore assez vive sur les jambes. Le centre des taches persiste, mais il est devenu brun, noirâtre, bronzé. La zone périphérique des taches a presque disparu, mais il persiste encore le léger piqueté qu'on y observait.

Le 22. Peu de changements pour la couleur si ce n'est sur les jambes où elle continue à brunir. A la face il n'y a presque plus rien. Même état général; température 38°,4 et 39°,2.

Le 23. La rougeur a à peu près disparu complètement aux jambes ; il n'y a plus rien aux bras. Sur le cou et le tronc, où les taches ecchymotiques avaient été plus accentuées, on trouve encore un petit piqueté brunâtre ressemblant assez bien à un exanthème syphilitique dont les macules bronzées seraient de très petit diamètre.

L'amélioration progressive des jours passés reste aujourd'hui stationnaire. Il n'y a pas de mieux dans l'état nerveux ; les urines restent toujours abondantes ; la congestion pulmonaire est devenue très intense depuis 2 jours et le malade rend, surtout aujourd'hui, des crachats aérés, visqueux, fort adhérents au vase, très légèrement teintés en rouge et ayant tout à fait l'aspect de certains crachats de pneumoniques. Cette expectoration, qui a commencé il y a 2 jours, est extrêmement abondante et se continue encore en diminuant d'intensité pendant 4 ou 5 jours. L'auscultation ne permet de découvrir que de la congestion intense aux deux bases pulmonaires, et des râles de bronchite généralisée.

Du 24 au 26. Toutes les traces de l'éruption disparaissent, sans que l'on voie de traces de desquamation.

La diarrhée diminue un peu, ainsi que les autres symptômes dépendant du tube digestif, mais l'état général ne s'améliore pas, la température remonte aux environs de 40° et le malade retombe dans sa somnolence.

Le 27. Il commence à se plaindre d'une douleur siégeant sur

le côté droit du cou; bientôt après on trouve de l'empâtement à la région parotidienne droite et le 1er octobre on lui ouvre une collection purulente due à une parotidite suppurée.

On le panse antiseptiquement, on place un drain et 10 jours après sa parotidite peut être considérée comme à peu près guérie.

A partir de ce moment la température oscille entre 38 et 40° qu'elle atteint souvent le soir; la diarrhée a cessé, mais l'appétit n'est guère revenu. L'état nerveux est meilleur; le malade, quoiqu'avec peine, répond d'une façon précise aux questions qu'on lui pose. Il n'y a plus d'albumine dans l'urine.

8 octobre. On remarque une coloration jaunâtre de ses conjonctives et une très légère teinte jaune ictérique sur le corps. Le foie est volumineux, les selles décolorées et puantes, l'état gastrique peu prononcé, la région hépatique un peu douloureuse, les urines ictériques.

Le lendemain la teinte générale est tout à fait jaune citron.

Le 10, l'ictère a diminué, les selles ont repris leur coloration normale. Le malade se sent mieux quoique sa température soit toujours élevée, 38°,8 et 40° le soir.

Le 15, on n'observe plus qu'une très légère teinte ictérique.

Jusqu'au 25 la température reste toujours au voisinage de 39°. Le malade extrêmement affaibli commence un peu à manger. Ce jour-là on découvre sous le muscle sterno-cléido-mastoïdien un abcès pouvant contenir environ 40 gr. de pus.

On le lui ouvrit immédiatement, et dix jours après, il ne restait à peu près plus que la plaie superficielle.

A partir de ce moment la température baissa de plus en plus. Vers le 10 novembre il fut complètement apyrétique. La convalescence fut très longue et très difficile, mais le malade guérit parfaitement.

Malgré la gravité et les complications multiples qui survinrent dans le cours de cette maladie, nous ferons remarquer que le début et la période d'état de cette éruption coïncidèrent avec une amélioration sensible, ainsi qu'en témoignent l'abaissement notable de la température et l'augmentation de la quantité des urines.

La suppuration qui survint et les symptômes hépatiques peuvent être attribués à une infection secondaire tenant à une autre cause qu'au bacille typhique, mais en dépendant par la préparation du terrain due à l'affaiblissement de l'organisme par l'infection primitive et peut-être même en dépendant encore par l'ouverture d'une porte d'entrée aux microbes de la suppuration par la voie du tube digestif ulcéré.

Enfin nous attirerons aussi l'attention sur l'abondance et les caractères particuliers de cette expectoration, qui coïncide avec des phénomènes critiques et l'éruption rubéoliforme ; à ce propos, nous rappellerons l'opinion de Guéneau de Mussy, qui considère cette expectoration ressemblant à celle de la pneumonie franche, comme étant le résultat d'un état congestif extrêmement intense des bronches et dû à un énanthème plus ou moins analogue aux exanthèmes des téguments. Dans ces cas l'élimination bactérienne se ferait par toutes les surfaces ; on a d'ailleurs retrouvé des bacilles typhiques dans les sécrétions bronchiques.

Observation XI (Thèse Lemaigre)

Communiquée par M. Barbe, interne des hôpitaux.

Une malade était entrée à l'hôpital Laënnec, dans le service de M. le Dr Legroux, le 10e jour d'une fièvre typhoïde confirmée par tous les symptômes généraux et les signes locaux, y compris les taches rosées lenticulaires. La forme de la maladie paraissait légère. En effet, le surlendemain de l'entrée de la malade, la température commençait à s'abaisser brusquement, de telle sorte que le matin du quatorzième jour, elle marquait 37°,6. Mais le jour suivant, elle remontait de nouveau à 39°,6 en s'élevant le lendemain soir à 39°,3 pour osciller les jours suivants autour de cette température. Nous ajouterons, en passant, que la malade avait été changée de salle pour des raisons de service et qu'une alimentation légère lui avait été prescrite après une telle défervescence de la température.

En tout cas, on était en présence d'une rechute de la maladie. En effet, la malade présentait tous les symptômes qu'elle avait eus à son arrivée, moins les taches dont on ne put découvrir l'existence, lorsque, le septième jour de ce nouvel état fébrile, on put constater une hyperesthésie généralisée de la malade, mais plus marquée au niveau de la colonne vertébrale où le moindre attouchement suffisait pour provoquer des gémissements, tandis que la pression sur une large surface n'éveillait aucune douleur. Il est vrai que la malade est presqu'une enfant et qu'il y avait peut-être un peu d'exagération de sa part ; 2 grammes de bromure de potassium furent prescrits.

Le lendemain, même hyperesthésie, mais en découvrant la malade, on aperçoit sur la poitrine, l'abdomen et la racine des membres une éruption de taches analogues à la rougeole.

Le jour suivant, l'éruption avait augmenté en étendue et en intensité ; les taches devenues confluentes s'effaçaient par la pression, mais le centre de celles-ci gardait une teinte ecchymotique. De plus, au niveau des aines, il y avait de chaque côté un véritable rash scarlatiniforme. L'hyperesthésie avait un peu diminué.

Le surlendemain de l'éruption, on constatait du sang dans les selles de la malade, et, pendant les deux jours suivants, le même phénomène se reproduisait. En même temps, la température s'abaissait assez brusquement pour osciller entre 37° et 38°.

Le vingt-neuvième jour de la fièvre typhoïde, l'éruption disparaissait complètement.

Le surlendemain la température remontait pour atteindre 40°. En même temps on remarquait une très légère desquamation sur le cou et la poitrine. La langue n'est pas rouge ; il n'y avait pas d'angine. Les jours suivants, la desquamation s'accentuait surtout à la nuque, aux mains et aux pieds, où elle se faisait par plaques. Aux aines, elle était furfuracée.

En présence de cette desquamation et de la possibilité d'une scarlatine, l'urine fut examinée et on y trouva un coagulum albumineux abondant. En même temps survenaient des vomissements.

La malade fut mise au régime lacté.

Le 38me jour de la maladie, la température commença à s'abaisser graduellement. La malade était très faible, très anémique, mais aujourd'hui son état est relativement satisfaisant. L'albumine persiste encore.

Le mieux constaté le 38me jour n'a pas persisté ; l'affaissement a été en augmentant, et, malgré tous les toniques, du vin de Bordeaux administré en grande quantité, de la viande crue, du lait, la malade est morte le 41me jour de sa maladie, le 9 novembre 1882.

L'autopsie n'a pu être faite.

Dans ce cas l'éruption s'est bien présentée avec ses caractères propres, à son époque habituelle (20e jour) et a coïncidé avec une amélioration notable, une chute de la température et une fluxion intense, du côté de l'intestin ayant amené des hémorrhagies intestinales, probablement d'ordre critique. La période d'état de cette maladie fut coupée en 2 par deux jours d'apyrexie incomplète, mais, contrairement à l'auteur, nous ne pensons pas qu'il s'agisse ici de rechute. L'éruption fut assez confluente à certains points pour ressembler aux rash scarlatiniformes ; enfin, après avoir présenté des signes de convalescence, la malade mourut d'épuisement à une époque bien éloignée de son éruption.

A côté de ce cas terminé malheureusement, nous en rapportons un autre, où la mort eut lieu à une époque plus rapprochée du début de la maladie et coïncida avec l'éruption : il s'agit d'un jeune sujet dont l'état général était déjà extrêmement mauvais avant sa maladie, pendant laquelle il présenta les signes d'une néphrite extrêmement intense, et qui mourut au 21e jour avec des symptômes adynamiques.

Observation XII (Thèse Lemaigre)

S... (Alphonse), 21 ans, joaillier, entre le 28 avril 1882, salle Larochefoucauld, lit n° 5, à l'hôpital Laënnec, service de M. le professeur Ball.

.... Quant à lui, il a eu la rougeole à l'âge de 4 ans et la coqueluche à 6 ans ; depuis ce temps, il serait sujet à tousser. En somme, depuis lors, il a eu une santé faible, mais pas de véritable maladie.

Il est malade depuis 8 jours. A son entrée, nous avons affaire à un jeune homme très maigre. Lorsqu'on le fait asseoir il a des vertiges et ne peut rester dans cette position. Il a eu la veille une épistaxis modérée. Douleur dans la fosse iliaque droite, mais ventre très peu ballonné. Quatre selles en diarrhée hier dans la journée. On ne peut découvrir du reste sur le ventre aucune tache rosée lenticulaire, ce qui fait supposer que la maladie ne remonte pas au delà de quelques jours et n'est pas encore arrivée dans le second septénaire.

1er mai. On constate les symptômes suivants : diarrhée abondante, maigreur s'accroissant rapidement ; taches rosées sur le ventre et dans le dos ; réflexes musculaires du biceps et du pectoral (cordo) très accentués. L'appétit est totalement perdu. Il existe dans la poitrine, des deux côtés, mais surtout à gauche, des râles sous-crépitants fins et sibilants ; ils sont moins nombreux à droite, mais cela tient à ce que le malade se couche principalement sur le côté gauche. Léger enrouement. La langue est absolument caractéristique. La température a 40°,2 le soir, et il y a une stupeur qui se prononce de plus en plus.

Le 5, la température est à 41°,2 et la voix est tout à fait étouffée. La maigreur est effrayante. Du reste, il refuse presque la nourriture liquide et ne boit le lait qu'avec dégoût.

Le 6, au matin, la température est à 41°,8 et on voit en même temps sur le corps, dans le dos principalement, des taches rouges disséminées qui ressemblent absolument à de la rougeole.

Il n'existe pas là l'apparence scarlatineuse que nous avons constatée chez d'autres. En même temps, il y a une très grande quantité de râles fins des deux côtés. Les urines donnent à la chaleur et à l'acide nutrique un dépôt extrêmement abondant d'albumine. La voix est presque éteinte. L'exanthème se prononce de plus en plus, mais en même temps la dyspnée est très intense. Il n'y a du reste aucune éruption aux muqueuses conjonctivale, nasale et buccale.

Le soir du 7, la dyspnée est très intense ; la température est à 42°, malgré la médication antipyrétique qui a été faite. Le malade n'a plus la force de parler. L'éruption est la même ; l'albumine est encore plus abondante ; la faiblesse et la stupeur plus prononcées, et le malade meurt dans la nuit.

L'autopsie n'a pu être faite par opposition de la famille.

Jusqu'ici nous avons vu dans toutes les observations l'exanthème rubéoliforme apparaître du 15e au 21e jour de la dothiénentérie. Nous sommes persuadé qu'il en est à peu près toujours ainsi ; cependant, comme on trouve

3 observations où l'éruption apparut vers le 5e ou le 6e jour, nous les rapporterons ici pour les discuter.

OBSERVATION XIII, RÉSUMÉE (Thèse KÉROMNÈS)

Il s'agit d'un maçon, âgé de 41 ans, qui entre dans le service de M. Empis, avec des symptômes suffisamment nets d'une fièvre typhoïde, qui semble remonter à environ 5 jours.

A son arrivée, le 6e jour de la maladie, on observe une éruption ressemblant un peu à celle de la rougeole, mais ne présentant pas de point central plus foncé au centre ; rien du côté des muqueuses. Le lendemain apparurent les taches rosées lenticulaires ordinaires. L'éruption présenta dans son évolution une teinte rosée d'abord, cuivrée ensuite et se termina par une desquamation très nette, après avoir persisté au moins quatre semaines. Le malade était complètement guéri de sa fièvre typhoïde, qu'il persistait encore des traces de son éruption. A part la teinte cuivrée des taches, rien ne pouvait faire soupçonner la syphilis.

Dans ce cas, malgré l'âge avancé du malade, nous croyons le diagnostic de fièvre typhoïde exact ; quant à l'éruption, elle diffère tout à fait de l'éruption rubéoliforme typhique, telle qu'on l'observe habituellement, tant par sa date d'apparition au début de la maladie (peut-être même avant, le malade ne s'en étant pas aperçu) que par son aspect et l'extrême lenteur de son évolution. Il est donc probable qu'il s'est agi ici d'un exanthème sans rapports avec l'infection typhique, et qu'il y a eu une simple coïncidence de deux maladies distinctes, dont l'une est indéterminée, si ce n'est pas de la syphilis comme le prétend l'auteur.

OBSERVATION XIV (RÉSUMÉE)

Empruntée à MM. RAYMOND et NÉLATON. *Progrès médical*, 1878.

B. M..., 19 ans, journalier, entre le 26 juillet salle St-François, lit n° 26.

A son entrée, il raconte qu'il souffre depuis 4 jours de céphalalgie, de courbature, de diarrhée. On constate de la prostration, des vertiges, une langue sèche, fuligineuse, un peu de douleur à la fosse iliaque droite, peu de météorisme, pas de gargouillements, point de taches rosées.

Le lendemain de son entrée, une éruption formée de papules érythémateuses tantôt en plaques irrégulières, tantôt en élevures de coloration jaune cuivré. M. Moutard-Martin diagnostique une fièvre urticaire avec des symptômes généraux d'une acuité extraordinaire.

Le 28. L'éruption s'est encore accusée. Le pharynx est rouge sombre. Température 40°,2 et délire très intense. État général très grave jusqu'au 31.

Le 31. Légère hydarthrose au genou droit, mais le malade n'a pas d'antécédents rhumatismaux. Le délire est toujours très intense.

1er août. L'éruption a une coloration cuivrée. Le malade se sent mieux ; sa température tombe brusquement à la normale, il n'y a plus de délire.

A partir du 3 plus de traces de l'éruption, si ce n'est une légère desquamation furfuracée aux pieds et aux mains. Le malade sort guéri le 17 août.

La marche de la maladie qui fait le sujet de cette observation, est bien rapide pour être une fièvre typhoïde ayant déterminé des phénomènes aussi graves ; d'ailleurs la plupart des symptômes habituels manquent et une pareille terminaison ne s'observe qu'exceptionnellement dans la dothiénentérie. Il est donc bien probable que dans ce cas on n'a pas eu affaire à une fièvre typhoïde sans que l'on puisse déterminer exactement la nature de cette maladie ; c'est d'ailleurs aussi l'opinion des auteurs, que nous ne faisons que reproduire.

Enfin la dernière observation que nous connaissions comme exemple d'éruption précoce est rapportée par Whyndham Cottle dans *The Lancet* du 19 août 1876. En voici le résumé fait par Homolle dans son article sur la fièvre typhoïde, dans la *Revue des sciences médicales*.

Observation XV

Il s'agit d'un homme de 20 ans, malade depuis 5 jours. La face, le tronc, les bras, les cuisses sont couverts d'une éruption confluente de taches de couleur rosée, d'une teinte plus foncée par places, faisant sur la surface cutanée une saillie légère, nettement circonscrite, circulaires ou ovales, séparées par des espaces de peau saine. Leur surface est lisse. Cette éruption manque au cuir chevelu, dans la bouche et au-dessous du genou. Son aspect est presque celui d'un cas typique de rougeole et tout à fait différent de l'urticaire, tant dans sa coloration que dans son uniformité, sa marche et ses caractères.

Le lendemain, les taches sont presque effacées, laissant à leur place une décoloration de la peau qui a presque disparu le surlendemain, 12 juin, jour où se montre sur l'abdomen l'éruption typhique caractéristique, accompagnée de diarrhée et d'une température élevée.

La fièvre suivit une marche normale et la maladie se termina par la guérison.

Dans cette observation pas plus que dans la précédente nous ne retrouvons les caractères de l'éruption typhique.

Nous ne connaissons pas de cas où elle ait évolué avec une si grande rapidité. En effet, elle avait disparu à la fin du 2ᵉ jour sans laisser aucune trace, sans avoir présenté aucune des modifications de couleur que l'on trouve chaque fois; aussi, nous ne la considérons pas comme constituant un cas d'exanthème typhique rubéoliforme vrai, mais comme étant une éruption d'une autre nature.

Description.

Nous exposerons les symptômes et la marche de l'exanthème typhique rubéoliforme d'après les 12 premières observations de notre thèse. Nous avons discuté suffisamment les observations XIII, XIV et XV, que les auteurs considèrent comme des érythèmes typhiques, pour n'avoir pas à y revenir ici ; et, comme leur diagnostic est extrêmement douteux, nous n'en tiendrons pas compte dans l'analyse des symptômes.

Nous dirons d'abord que la gravité de la dothiénentérie n'a aucune influence sur l'apparition de l'exanthème. On ne pourra donc pas l'attendre en se fondant sur la forme bénigne ou maligne de la fièvre typhoïde.

Nous avons cherché à préciser le moment de l'apparition de l'exanthème et cela nous a été assez facile. En effet, dans les 12 observations rapportées, nous trouvons qu'il apparut 4 fois le 15e jour de la fièvre typhoïde, en considérant l'apparition des taches rosées lenticulaires comme fixant le huitième jour, une fois le 16e, une fois le 17e, une fois le 18e jour, une fois le 19e, deux fois le 20e, et 2 fois le 21e. Il s'ensuit donc que dans tous les cas le début de l'éruption s'est fait du 15e au 21e jour de la maladie, par conséquent, longtemps après l'apparition des taches rosées.

L'éruption apparaissant dans le cours du troisième septénaire de la fièvre typhoïde, coïncide avec un état général grave ; la maladie en est encore à la période d'état de l'infection typhique, mais elle va bientôt se terminer ; la température, les phénomènes nerveux et gastriques sont encore à leur maximum, mais ne sont pas aggravés par cette complication. Dans l'observation VI la température monta de 1 degré le jour de l'éruption pour redescendre ensuite le lendemain ; dans l'observation XI, l'éruption se produisit après deux jours d'apyrexie presque complète, puis la température remonta au début de l'exanthème, pour redescendre à partir du lendemain. Dans les autres observations nous ne trouvons pas de modifications dans la température lors de l'apparition de l'exanthème ; nous en trouverons plus tard ; nous verrons la température baisser à mesure que les troubles cutanés disparaîtront.

Comme l'apparition de l'éruption ne se traduit par aucun symptôme qui attire l'attention du malade, comme d'ailleurs elle est assez peu accusée le premier jour, on a très rarement l'occasion de l'observer tout à fait au début. Le plus souvent, on ne s'en aperçoit qu'à une époque plus avancée, alors qu'elle est déjà à sa période d'état, l'attention étant souvent attirée de ce côté par la remarque de l'infirmier qui change le malade.

Nous avons eu cependant la chance de l'observer deux fois tout à fait à ses débuts (Observ. I et VI). Dans les deux cas le malade présentait sur tout son corps une poussée très abondante de taches rosées un peu plus grandes et beaucoup plus abondantes que les taches rosées lenticulaires ordinaires. Il y en avait surtout sur le tronc et le cou ; on n'observait rien de net à la face. Dans les deux cas, on crut à une poussée extrêmement abondante de taches rosées lenticulaires, remarquables par leur grand diamètre, et le diagnostic ne put être fait que le lendemain.

Au bout de 12 ou 24 heures, l'éruption a considérablement augmenté. Elle s'étend à peu près sur tout le corps et est constituée par des taches d'un rouge framboisé ; les plus petites ressemblant à des taches rosées ordinaires, les plus grandes atteignant le diamètre d'une pièce d'un franc.

Si l'on considère une de ces taches, prise à un endroit où elles se présentent avec le plus de netteté, la poitrine par exemple, on voit que chaque tache est arrondie, n'est pas assez élevée pour être sensible au toucher et se compose de 2 portions bien distinctes : l'une centrale, grande à peu près comme une tache rosée, plus foncée, légèrement hémorrhagique, ne disparaissant pas par la pression et pouvant être comparée à une piqûre d'insecte ; l'autre, périphérique, et de coloration moins intense, à teinte rosée disparaissant progressivement pour aller se confondre avec les parties saines ; jamais nous n'avons trouvé, comme dans une observation de MM. Raymond et Nélaton, la tache nettement limitée par un cercle plus foncé siégeant à la périphérie ; cette zone circonférentielle est simplement congestive, elle s'efface complètement à la pression ; mais en outre, elle présente un petit piqueté hémorrhagique de la grandeur d'une petite tête d'épingle et pouvant être comparé au piqueté des rougeurs diffuses de la scarlatine; comme la zone centrale, il ne disparait pas non plus complètement par la pression.

Les taches sont plus ou moins rapprochées selon l'intensité de l'éruption. D'ailleurs, elles augmentent encore pendant le premier jour de la période d'état; aussi est-ce le lendemain que l'éruption est le plus accentuée.

Le second jour les taches ont encore augmenté de volume, sans cependant changer d'aspect. Suivant l'intensité de l'éruption, elles sont séparées par des espaces de peau saine de 2 ou 3 fois leur diamètre, ou bien elles se touchent par leur périphérie. L'aspect général est celui d'une rougeole, mais on ne remarque pas la disposition de l'éruption en forme de croissants.

Les taches reposent sur un fond de peau saine où l'on peut trouver des taches rosées évoluant comme à l'état normal. A certains endroits, surtout là où la peau est fine, dans les plis de flexion, à la partie antérieure du cou, à l'aisselle, à l'aine, la confluence est beaucoup plus grande, et les taches se touchant par leur périphérie, l'éruption prend une apparence scarlatineuse.

Dans les points déclives, particulièrement sur les fesses, le dos, la partie postérieure des bras, le fond de peau saine prend une teinte plus foncée, légèrement rosée, due probablement à la congestion du décubitus.

A la face où l'exanthème nous a semblé être prononcé dès le début, il revêt une autre forme. On ne trouve plus la disposition en taches nettement séparées les unes des autres; elles semblent s'être réunies pour former de grandes plaques irrégulières, des traînées sinueuses, comme dans la scarlatine. Elles présentent, par suite de la congestion très intense des nombreux vaisseaux de la face, une coloration uniforme plus foncée que sur le reste du corps, sans piqueté hémorrhagique ; au toucher le doigt ressent une sensation de dureté, de résistance presque aussi considérable que dans l'érysipèle. Elle s'étend aussi aux oreilles en présentant la même forme ; on n'en trouve habituellement pas sur le cuir chevelu.

Sur les membres l'éruption se présente à peu près avec les mêmes caractères que sur le tronc ; mais elle se produit en général un jour plus tard, de sorte que souvent il est possible d'observer en même temps les caractères du début de l'éruption sur les jambes et ceux de la période d'état sur le tronc.

Le troisième jour, l'éruption a généralement atteint tout son développement ; elle commence déjà à subir des modifications, présages de sa disparition prochaine. En effet, sur le tronc, la coloration a sensiblement changé. La coloration écarlate est devenue plus foncée, elle tire un peu sur le brun ; c'est surtout apparent sur la tache centrale et le piqueté hémorrhagique ; quant à la zone périphérique, d'origine congestive ou inflammatoire, elle s'éteint petit à petit. La face devient très brune, les points à éruption confluente deviennent noirâtres.

Sur les jambes, l'éruption est plus nette que la veille ; les taches ressemblent à celles qui se trouvaient un jour plus tôt sur le tronc. Les taches, qui présentent d'ailleurs les caractères précédemment décrits, sont beaucoup moins nombreuses que sur le tronc ; elles ne semblent pas affectionner d'endroit spécial ; il n'y a qu'une observation (Obs. VIII) où la marche de l'éruption fut d'ailleurs très irrégulière, dans laquelle on signale une augmentation du nombre des taches au voisinage des articulations. Sur les bras, l'éruption est un peu plus précoce et plus abondante que sur les jambes. Sur les pieds et sur les mains, l'éruption ne se trouve avec ses caractères normaux que sur la face dorsale; dans les points où l'épiderme est très épais, à la plante et à la paume, l'éruption est un peu moins intense et à caractères spéciaux : les taches y sont réduites à leur partie centrale hémorrhagique, visible à travers l'épiderme et rappelant un peu la pustule variolique à son début ; par suite de la structure spéciale de la peau, la zone périphérique due à la dilatation des petits vaisseaux n'existe pas.

Le quatrième jour, le changement de teinte s'est encore très fortement accentué. La zone congestive rosée, écarlate a complètement disparu ; il ne reste plus que les points hémorrhagiques qui maintenant sont tout à fait bruns, de couleur cuivrée rappelant certains exanthèmes syphilitiques ; le plus fin piqueté a à peu près disparu. Sur les jambes, la transformation s'effectue très rapidement, et comme les ecchymoses sont moins fortes que sur le tronc, elle est bientôt aussi avancée dans sa marche que sur le reste du corps.

Dans certains cas, lorsque l'éruption a été très abondante, presque confluente, l'état de la peau au 4e jour est semblable à celui d'une éruption de scarlatine avec fond brun et piqueté noir, au lieu d'être avec un fond rosé et un piqueté rouge hémorrhagique.

Le cinquième jour, il n'y a plus de traces de l'éruption,

sauf une coloration brune assez intense de toute la peau. A partir de ce moment, l'évolution de l'exanthème peut être considérée comme terminée.

Les démangeaisons n'ont été observées dans aucun cas, pas plus au début qu'au déclin de l'éruption.

La desquamation, qui a été signalée dans quelques observations, n'est pas le fait habituel. Dans plus de la moitié des observations, elle a été recherchée avec soin mais inutilement. Dans les autres cas, elle a presque toujours été très faible, fugace et localisée à certains endroits. On l'a observée assez fréquemment à la face, où elle affecte le type furfuracé. Dans l'observation I, elle existait ainsi très légère à la face et au scrotum. Dans un cas de MM. Raymond et Nélaton (Obs. II) elle fut généralisée et très abondante ; c'est le cas le plus net que nous connaissions.

Le catarrhe des muqueuses, dont nous n'avons pas parlé jusqu'ici, a été aussi recherché dans tous cas et trouvé bien rarement. Parmi les 6 observations des au· ·urs, on ne le trouve très accusé que dans une observation de Lemaigre (Obs. V), et encore l'éruption est-elle de nature douteuse. Dans d'autres cas on a observé une légère rougeur du pharynx ; mais presque toujours les muqueuses oculaire, pituitaire, laryngée étaient saines. Pour notre part, nous n'en avons jamais observé de cas nets ; chez un ou deux malades nous avons trouvé une rougeur légère du fond de la gorge ; mais, elle n'était pas plus accentuée que celle qu'on trouve souvent dans les dothiénentéries normales, et n'était pas liée à l'inflammation des autres muqueuses.

La récidive de l'exanthème est-elle possible ? Nous n'en trouvons d'exemple qu'un cas de M. Lemaigre (Obs. V) et nous avons déjà dit à ce propos que la nature de la seconde éruption était probablement différente de celle de la première.

La récidive de l'éruption ne s'est pas produite dans un cas où le malade eut une rechute bien caractérisée de sa fièvre typhoïde (Obs. IV).

L'évolution de la fièvre typhoïde a-t-elle été influencée par la présence de cet exanthème ? Nous avons vu que le début de l'éruption était à peu près sans action sur l'état général du malade, mais à partir de ce moment, nous voyons à peu près dans toutes les observations la température commencer à baisser d'un demi à un degré par jour. Dans presque tous les cas, cette défervescence a été très nette et dans deux la température est arrivée à la normale avec la fin de l'éruption. Quelquefois cette amélioration n'est que momentanée, car la température remonte bientôt, mais dans presque tous les cas cela est dû à une complication ; c'est surtout vrai pour l'observation X où l'infection typhique fut continuée par une suppuration assez abondante.

L'amélioration, qui est constatée par l'abaissement de la température, se traduit aussi par d'autres symptômes : le malade est beaucoup moins prostré, quelquefois il commence à avoir de l'appétit, presque toujours ses urines sont fortement augmentées en quantité, la diarrhée et le ballonnement du ventre disparaissent, la sécheresse de la peau disparaît.

Malgré cette amélioration de l'état typhique, coïncidant

exactement avec l'évolution de la poussée cutanée, nous ne pouvons attribuer à l'exanthème une influence si favorable. En effet, si nous nous souvenons de la date du début de l'éruption, que nous avons pris le soin de bien établir, nous voyons qu'elle coïncide avec la fin de la période d'état et le commencement de la défervescence et que par conséquent la même chose aurait dû se passer, s'il n'y avait pas eu d'éruption.

On a signalé quelques complications survenant dans le cours de l'exanthème. Celle qu'il faut redouter le plus, d'après M. Lemaigre, est la néphrite. Nous trouvons deux cas de mort où l'on a constaté pendant l'éruption une très grande quantité d'albumine ; les deux fois elle était très abondante ; quant à nous, il nous est arrivé de voir des malades qui avaient une très légère quantité d'albumine, mais chez aucun cela n'a entraîné de complication grave, l'albumine ayant bientôt disparu d'elle-même.

A côté de l'albuminurie, on a rapporté un cas où il survint une hémorrhagie intestinale pendant l'éruption, mais pas d'autres hémorrhagies (Obs. XI).

Nous n'avons pas vu d'autres éruptions coïncider avec celle que nous avons décrite ; deux fois, il survint une poussée assez abondante de miliaire aux aines, aux aisselles, à la poitrine, 3 jours après la disparition de l'éruption primitive (Obs. III et IX).

Nature. — Pathogénie.

Si chez un typhique, en présence de l'éruption que nous avons décrite, on se demande quelle est sa nature et son mode de production, on ne pourra guère avoir que l'une de ces trois opinions : 1° une rougeole survenant dans le cours d'une fièvre typhoïde; 2° une éruption due à l'élimination d'un produit toxique; 3° une éruption spéciale à la dothiénentérie, dont elle est un symptôme rare à la vérité.

I. — Pour ce qui est de la rougeole, les cas d'évolution simultanée des deux maladies sont très rares. Dans la remarquable thèse de M. Bez, qui a rapporté à peu près tous les cas connus, nous n'en trouvons que 3 exemples. Dans la thèse de M. Estève, 1888, on en trouve encore un nouveau cas; ce sont les seuls que nous connaissions, et comme tous se sont terminés par la mort à la suite d'une complication (pyopneumothorax, pleuropneumonie, pneumonie, otite suppurée), comme d'autre part il n'y est pas fait mention de taches rosées ou de lésions caractéristiques de la dothiénenterie, nous pensons que le diagnostic de fièvre typhoïde n'est pas du tout certain et que les quatre malades cités ont bien pu succomber à des complications de la rougeole revêtant une forme plus ou moins typhoïde. Nous ne trouvons donc pas d'exemples bien nets de rougeole survenant dans le cours d'une fièvre typhoïde ; de plus l'éruption rubéoliforme, dans toutes les observations que nous avons rapportées, ne se présente pour ainsi dire jamais avec les autres signes de la rougeole ; dans un seul cas, d'ailleurs douteux, dû à M. Lemaigre (Obs. V), nous trouvons de la congestion des muqueuses nasale, conjonctivale et pulmonaire, dans tous les autres ce symptôme a toujours fait défaut, quoique recherché avec grand soin.

A cela nous ajouterons que les cas que nous avons observés se sont développés environ 10 à 15 jours après leur entrée à l'hôpital, qu'il n'y avait alors pas de rougeole, et que même il n'y en avait pas eu depuis 4 ou 5 mois ; qu'il ne nous a jamais été possible de rattacher la maladie à une infection antérieure par séjour avec des morbilleux ; enfin et surtout, nous dirons qu'à la suite de ces cas isolés, il n'y a jamais eu de contamination dans la salle commune où ces malades ont toujours été maintenus, ce qui n'aurait pas manqué de se produire si l'on avait eu affaire à un cas de rougeole ordinaire.

Nous ne connaissons qu'une épidémie où on signale dans le même foyer ces deux maladies évoluant simultanément chez le même individu. Nous en trouvons la relation dans les mémoires de médecine et de chirurgie militaires de 1862 par Sourier et Aspol. Il s'agit d'une épidémie de fièvre typhoïde rubéolique qui sévit en 1859 à Saint-Étienne. Dans l'espace de 4 mois sur un effectif de 1609 hommes, 74 furent atteints, et 14 moururent, la plupart jeunes soldats. Au début de l'épidémie, on observait les cas de fièvre typhoïde avec leur marche normale ; plus tard, on observa des cas de rougeole revêtant des caractères typhoïdes très prononcés ; il est à regretter qu'aucune observation ne soit rapportée in extenso, car nous verrions probablement de nombreux cas de fièvre typhoïde bien nets avec exanthème rubéoliforme. Dans tous les cas mortels on trouva des ulcérations des plaques de Peyer, même lorsqu'on croyait avoir eu affaire à une rougeole simple ; on n'observa pas de desquamation ; les signes propres de la rougeole étaient peu accusés, mais on y trouvait des symptômes typhiques absolument insolites; la diarrhée était constante ; l'épidémie resta à peu près localisée à la caserne ; on n'observa pendant ce même temps aucun cas de rougeole en ville, tandis que la fièvre typhoïde se rencontra avec sa fréquence habituelle.

C'est pour cela que les auteurs après avoir décrit séparément les cas les plus caractéristiques de fièvre typhoïde et de rougeole, disent que le plus souvent chez le même individu les deux maladies eurent une marche concomitante; ils ajoutent que dans quelques cas l'éruption ressembla à de la scarlatine, mais ne fut pas toujours suivie de desquamation et ils terminent en disant, qu'ils sont portés à ne voir, dans ces deux affections, qu'une seule et même maladie, une fièvre typhoïde normale au début, et présentant à sa fin une éruption rubéoliforme. Pour eux les deux maladies commencent et finissent ensemble et ils concluent en disant : « Ainsi, nous avons envisagé la question, considérant la rougeole, non comme une affection idiopathique proprement dite, mais bien comme un symptôme de la fièvre typhoïde. »

La relation de cette épidémie nous a semblé surtout

intéressante, parce qu'il semble que dans certains cas la fièvre typhoïde peut présenter ce symptôme beaucoup plus fréquemment; et que, tandis qu'on ne trouve l'exanthème rubéolique que dans des cas relativement assez rares, dans certains foyers épidémiques il semble être presque la règle.

Nous ferons encore remarquer que ces auteurs plaçaient vers la fin de la fièvre typhoïde l'apparition de l'exanthème, et qu'ils l'ont aussi considéré, d'après leur statistique, comme un signe favorable, surtout lorsqu'il était très prononcé.

II. — Dans le 2e cas où l'exanthème serait d'origine toxique, le poison pourrait être constitué soit par un médicament mal toléré par le malade, soit par un produit toxique fabriqué par les microbes infectieux, ou même physiologiquement par l'organisme qui à l'état de maladie ne pourrait plus éliminer ses déchets.

Nos malades et ceux qui font le sujet des autres observations ont été soumis aux traitements les plus variés; chez les uns c'était une expectation déguisée, chez les autres il était plus ou moins énergique selon les différentes méthodes. Il n'y a qu'un médicament qui ait été donné à peu près dans tous les cas, c'est la quinine, tantôt à la dose de 0,50 ou de 1 gramme par jour, tantôt selon la méthode de M. Bouchard à la dose massive de 2 grammes tous les 3 jours. Ce n'est donc que la quinine que nous pourrions accuser et si nous nous rapportons à ce que nous disons au *diagnostic* sur la rareté et les symptômes de l'éruption quinique, nous voyons que nous ne pouvons pas la mettre en cause. D'ailleurs, dans quelques cas nous avons supprimé le médicament et lorsque nous l'avons prescrit de nouveau, l'éruption ne s'est pas reproduite, comme cela arrive dans les cas d'idiosyncrasie.

Il nous reste à voir maintenant si l'exanthème ne serait pas dû à l'élimination par la peau d'un poison fabriqué dans l'organisme soit normalement, soit accidentellement sous l'influence de l'infection typhique.

Nous n'avons pas à examiner ici comment les matières toxiques s'accumulent dans le sang pendant les maladies infectieuses ; tous les appareils fonctionnent d'une façon insuffisante ou quelquefois nulle, les émonctoires n'éliminent plus les déchets de l'organisme, et d'autre part, comme l'a si bien démontré M. Humbert dans sa thèse, les matières contenues dans le tube digestif sont absorbées à la surface des plaques de Peyer ulcérées, qui transforment, comme le dit cet auteur, toute la muqueuse intestinale en une vaste plaie suppurante et éminemment absorbante. A ces modes d'empoisonnement déjà si puissants, s'ajoutent les poisons formés par le microbe typhique, de sorte qu'à un certain moment le sang et toutes les humeurs sont surchargés de matières à éliminer, matières extrêmement toxiques comme l'ont démontré les recherches de M. Bouchard sur la toxicité des urines. Nous comprenons donc fort bien que ces substances dont l'organisme cherche à se débarrasser par tous les émonctoires, puissent agir, tellement elles sont irritantes, sur les nerfs ou les vaisseaux du tégument par où elles viennent s'échapper. Nous pouvons fort bien les comparer aux diverses éruptions médicamenteuses produites par le copahu, la belladone, la quinine, le mercure, les iodures, le chloral, etc. ; nous pourrons aussi les rapprocher des diverses éruptions que M. Verneuil et ses élèves ont signalées dans les septicémies consécutives à une opération chirurgicale ou à l'infection puerpérale, ou encore aux éruptions qui surviennent pendant le choléra, le charbon, etc.

Peut-être aussi, est-ce aux produits toxiques que sont dues les diverses éruptions que l'on observe dans l'urémie, ou l'urticaire dans les cas d'embarras gastrique fébrile, comme M. Morin en a cité de nombreux cas dans sa thèse en 1885. Cependant, l'éruption rubéoliforme typhique ne ressemble pas beaucoup comme forme aux érythèmes médicamenteux ou septicémiques que nous avons mentionnés; ici, nous avons toujours un certain degré d'extravasation sanguine, que nous ne trouvons habituellement pas dans les autres cas; et surtout, si elle était d'origine toxique on devrait l'observer presque toujours dans les cas les plus graves, ce qui est contraire à ce que nous avons observé. Cependant nous n'osons pas complètement rejeter cette étiologie, car il pourrait très bien arriver que les produits toxiques, éliminés en masse au moment de la crise, déterminent autour des glandes sudoripares ou sébacées une inflammation et des troubles réflexes suffisants pour produire une hyperhémie locale pouvant aller jusqu'à la rupture des capillaires.

III. — Ayant rejeté les deux théories précédentes, il nous reste à examiner les causes efficientes de cet exanthème, qui doit être rattaché tout à fait à l'infection produite par le bacille d'Eberth et de Gaffky.

Si nous considérons les maladies infectieuses en général, nous voyons que toutes ont de la tendance à produire des éruptions à la surface de la peau ; on en trouve dans les fièvres éruptives, la fièvre typhoïde, le typhus exanthématique, le typhus récurrent, le choléra, la fièvre jaune, la septicémie, l'infection purulente, le farcin, la morve (éruptions phlycténoïdes), la syphilis, les fièvres paludéennes (cas d'urticaire survenant après chaque accès d'une fièvre intermittente très intense, Vallin), etc. Les unes se produisent pendant la période d'infection primitive de la maladie infectieuse, c'est-à-dire lorsque l'organisme est encore tout entier sous l'influence du microbe spécifique, qui est en pleine évolution ; et alors, on a des éruptions spéciales à chaque maladie absolument caractéristiques et pathognomoniques. Cela dure jusqu'au moment de la crise, époque de la mort du principe infectieux et de son élimination.

Les autres apparaissent dans la période secondaire, caractérisée par l'adynamie, l'altération des vaisseaux et du sang, les dégénérescences diverses ; il y a une altération profonde de l'organisme débilité, des infections secondaires peuvent se produire, mais presque toujours la lésion la plus fréquente est l'hémorrhagie capillaire qu'on retrouve à des degrés variables dans la peau, le système nerveux, le rein, le foie, le cœur, etc., donnant lieu à des éruptions cutanées, des paralysies, du délire, de la néphrite, de l'hépatite, de la myocardite, etc. Quant aux éruptions, elles peuvent elles-mêmes revêtir de nombreuses formes : elles sont pétéchiales dans l'adynamie survenant pendant le cours d'une maladie infectieuse, pigmentaires dans la syphilis; dans d'autres cas, elles sont constituées par des phlyctènes, de l'urticaire, du pemphigus, etc., et dans ces derniers cas elles semblent coïncider avec une élimination de matières toxiques par la peau; M. Bouchard l'a signalé le premier comme une coïncidence fréquente de la néphrite infectieuse produite lors de l'élimination microbienne par le rein; il a signalé un cas de pemphigus dans la fièvre typhoïde; nous en avons un aussi.

L'éruption qui nous occupe revêt une forme particulière. Nous avons vu dans sa description que chaque tache est composée d'une zone périphérique de coloration rouge due à la congestion des vaisseaux cutanés et d'une partie centrale très foncée due à un petit foyer sanguin. Les teintes successives que prend cette zone centrale ne permettent pas de douter qu'il n'y ait eu à cet endroit un nombre plus ou moins considérable de globules rouges sortis des vaisseaux sanguins et emprisonnés dans l'épaisseur du tégument où ils finissent par être détruits et résorbés en suivant toutes les phases de la marche des ecchymoses traumatiques simples.

Quel est maintenant le mécanisme de cette extravasation sanguine? C'est là en effet le point le plus important; la partie rouge périphérique, étant tout à fait secondaire et due à l'irritation produite par la lésion centrale, ne nous occupera pas.

On n'a pas pu, que nous sachions, faire d'examen microscopique de la peau dans cette éruption tant au point de vue histologique que bactériologique : cela se comprend si l'on songe à la rareté des cas de mort survenant pendant l'éruption. Cependant, d'après les examens de la peau que l'on a faits dans les fièvres éruptives, et des organes comme le rein, qui présentent dans le cours d'une fièvre continue des hémorrhagies que nous avons vu souvent être dues aux mêmes causes, il nous est possible de déduire l'état des lésions.

Disons tout d'abord que l'extravasation sanguine n'entraîne pas fatalement une rupture vasculaire ; en effet, d'après les recherches de M. le professeur Hayem, les globules rouges sont devenus plus aptes à la diapédèse pendant le cours des maladies aiguës et de la dothiénentérie en particulier, de sorte qu'ils passent beaucoup plus facilement à travers la paroi des vaisseaux. De plus le sang est rendu plus fluide par l'addition de certaines substances chimiques ainsi que l'ont démontré les expériences de Stricker et d'Arnold avec les acides minéraux et l'iode, et celles encore plus concluantes de Prussack par l'injection de chlorure de sodium à des grenouilles et à des lapins.

On pourrait donc très bien admettre qu'il se forme dans la fièvre typhoïde des substances analogues et qu'il y a des épanchement sanguins, sans rupture vasculaire, mais les lésions des vaisseaux sont établies par les examens du rein et de la peau dans les éruptions rubéoliques.

Quant au hémorrhagies dites adynamiques, à forme pétéchiale, qui se présentent avec des caractères suffisamment nets pour n'être pas confondues avec l'éruption rubéoliforme, elles ont un tout autre mécanisme. Comme dans le cas précédent, il y a une altération des globules rouges du sang, prédisposant déjà à l'hémorrhagie ; mais la cause principale est l'altération des artérioles qui subissent la dégénérescence granulo-graisseuse comme l'ont établi les travaux de Virchow, de Hoffmann, de Hayem, de Laveran. Quant à la raison déterminante de l'hémorrhagie, elle semble avoir été expliquée d'abord par Feltz dans son *Traité clinique et expérimental des embolies capillaires*. Il a montré que dans toutes les maladies infectieuses, on observe très fréquemment des embolies capillaires dues à l'arrêt dans les vaisseaux de substances diverses : caillots fibrineux, leucocytes et bactéries. Ces derniers pourraient très facilement par leur multiplication rapide produire une obstruction complète du vaisseau. Déjà Hueter avait observé l'oblitération microbienne des vaisseaux de la peau et lui avait attribué l'élévation thermique de la fièvre due, d'après lui, à la diminution des pertes de chaleur par rayonnement car le sang ne traverse plus les vaisseaux superficiels et ne se trouve plus refroidi.

D'après lui, le rétrécissement ou l'oblitération des capillaires s'observe surtout pendant la période d'état (sécheresse de la peau) ; plus tard les capillaires oblitérés reviennent à leur état normal ou se rompent, d'où hémorrhagie.

La zone périphérique est due à l'irritation produite par le foyer hémorrhagique et les produits toxiques qu'il renferme.

Ces oblitérations capillaires d'origine microbienne ont encore été signalées en 1871 par Hayem dans un cas de pyohémie.

Celles-ci ont d'autant plus de tendance à se produire que les microbes se trouvent en plus grande quantité, et c'est précisément ce qui s'observe dans la peau pendant la crise : aussi est-ce à ce moment que survient l'éruption comme nous l'avons suffisamment montré plus haut en parlant des symptômes. En effet la crise étant un acte intime qui termine l'évolution morbide, l'organisme s'efforce en ce moment de se débarrasser des poisons et des éléments pathogènes. Pour Metschnikoff, les microbes seraient détruits dans l'organisme, complètement absorbés par les globules blancs : c'est la doctrine de la phagocytose. Pour les autres, suivant la théorie édifiée par M. le professeur Bouchard, les éléments infectieux seraient éliminés en nature par les divers émonctoires, plus particulièrement le rein, et à un degré inférieur par la peau. Cette dernière théorie est à peu près complètement démontrée pour quinze maladies infectieuses qu'a étudiées M. Bouchard et parmi lesquelles il faut citer la fièvre typhoïde, l'érysipèle, la pneumonie, etc.

Dans tous les cas on a observé de nombreux microbes dans l'urine des jours de crise, alors qu'on n'en trouvait presque pas les jours précédents et qu'ils disparaissaient rapidement pendant la convalescence. C'est à ce moment-là, que du côté du rein se produisent les néphrites infectieuses. Leur pathogénie n'est pas encore très nettement élucidée, et si le plus souvent, comme le veut M. Bouchard, les microbes sont éliminés en nature à travers le filtre rénal et n'agissent sur l'épithélium que par irritation directe, il y a certainement d'autres variétés de néphrite, la néphrite aiguë hémorrhagique où le mécanisme semble être différent. A l'examen macroscopique on trouve la substance corticale augmentée de volume, plus ou moins pâle, avec des points hémorrhagiques disséminés à travers la substance. D'après Fischer, Recklinghausen, Klebs, Weiger, Leyden, ces hémorrhagies seraient d'origine microbienne et dues à l'accumulation et au séjour des parasites dans le rein ; ce serait surtout au moment de la crise, où ils sont rendus libres en grand nombre et éliminés en masse qu'ils viendraient obstruer les fins capillaires du rein, s'y multiplier peut-être, et produire une rupture dans la paroi, qu'ils altèrent par leur présence, ou dans les vaisseaux voisins dilatés à l'excès par la tension extrême de la circulation collatérale.

Si maintenant nous nous souvenons des analogies que les glandes sudoripares présentent avec le filtre rénal au point de vue de leur structure histologique et de leurs fonctions, nous voyons que ces organes peuvent jusqu'à un certain point se suppléer, qu'ils subissent les mêmes influences dans la maladie, diminution de la sueur et de l'urine pendant la période d'état, augmentation au moment de la crise : polyurie coïncidant avec les sueurs profuses. Nous savons de plus que certaines substances sont éliminées par les reins et les glandes sudoripares et sébacées ; la peau est donc un émonctoire, qui sans avoir l'importance des reins a une valeur considérable et l'on comprend sans peine que l'organisme emploie cet auxiliaire qui n'est d'ailleurs pas à dédaigner, le volume total des glandes sudoripares équivalant d'après M. Sappey au 1/4 du volume total des reins. Nous sommes donc conduits à admettre, de par cette analogie de fonctions, du côté des glandes sudoripares des lésions semblables à celles que l'on a observées du côté des reins à admettre une glomérulite cutanée des glandes sudoripares analogue à la glomérulite du rein, à comparer la sécheresse de la peau dans la période d'état infectieux à la diminution de la sécrétion urinaire, les sueurs profuses de la période critique à la polyurie, enfin les hémorrhagies cutanées critiques aux hémorrhagies de la substance corticale dans la néphrite infectieuse variété hémorrhagique, lésion passagère et souvent bénigne malgré l'intensité et la rapidité des accidents urémiques qu'elle détermine parfois.

Nous dirons donc pour nous résumer que l'éruption rubéoliforme dans la fièvre typhoïde n'est ni une rougeole, ni une éruption médicamenteuse ; elle ne revêt pas la forme des éruptions toxiques analogues à celles de la septicémie ; par la date de son apparition et par son siège elle doit être considérée comme étant de nature critique et due à l'action des microbes éliminés par la peau sur les capillaires du derme et les glandes sudoripares, comme la néphrite infectieuse hémorrhagique est due à des lésions microbiennes des capillaires du rein.

Ce phénomène est assez rare, comme d'ailleurs la néphrite infectieuse hémorrhagique. Nous n'avons pas vu les causes qui peuvent bien la provoquer. Nous en faisons simplement un incident rare de la terminaison de la fièvre typhoïde, tout en pensant qu'il peut être plus fréquent dans certains foyers épidémiques, si nous en croyons le rapport de Sourier et Aspol sur l'épidémie de Saint-Etienne, dont nous avons suffisamment parlé.

Pronostic.

Lors de l'apparition d'une éruption rubéoliforme dans le cours d'une dothiénentérie, il ne faudra pas, pour cela, se hâter de porter un pronostic grave par analogie avec les éruptions pétéchiales survenant dans les formes adynamiques.

M. Bez, en se basant d'ailleurs sur des cas trop peu nombreux et trop peu caractéristiques, considérait l'apparition d'une rougeole comme un signe d'une excessive gravité, entrainant presque fatalement la mort. MM. Raymond et Nélaton regardèrent au contraire ces éruptions comme étant plutôt de nature bénigne.

Enfin, ne connaissant que deux cas de mort, où les urines contenaient une forte proportion d'albumine, M. Lemaigre considère l'exanthème comme étant généralement bénin et n'impliquant un pronostic grave que lorsque l'albuminurie est abondante.

Quant à nous, si nous nous en rapportons à ce que nous avons dit de la nature et de la pathogénie de cette éruption, nous dirons que loin d'aggraver le pronostic, elle semble plutôt devoir le rendre plus favorable. En effet, étant un symptôme de la crise, elle indique que la défervescence va se produire et que l'infection typhique touche à sa fin. Nous avons en effet montré plus haut, que dans la grande majorité des cas, la température s'abaissait pendant l'éruption. Le plus souvent cette amélioration, qui se traduit encore par d'autres symptômes, est persistante ; lorsque la guérison n'est pas définitive, c'est qu'il est survenu une des complications ultérieures de la fièvre typhoïde, perforation, hémorrhagies, suppuration, etc.

Nous nous résumerons en disant, que le pronostic est plutôt favorable, car elle est un symptôme bien caractérisé de défervescence prochaine, elle indique la terminaison de la période d'état ; mais elle n'agit pas directement sur la fièvre typhoïde, qui termine naturellement son évolution, tout en restant exposée aux *complications ultérieures :* rechute (Obs. IV), infections secondaires, abcès, etc. (Obs. X).

Diagnostic.

Dans ce chapitre nous différencierons d'abord l'exanthème rubéoliforme des autres éruptions typhiques, puis nous énumérerons les caractères qui le distinguent des fièvres éruptives et nous terminerons par une revue rapide des exanthèmes médicamenteux et toxiques, et quelques mots sur certaines éruptions diathésiques (rhumatisme, syphilis).

Taches rosées lenticulaires. — Si le hasard fait découvrir l'exanthème tout à fait à son début, on pense presque invariablement à une éruption extrêmement abondante de taches rosées remarquables par leurs grandes dimensions. Les deux cas que nous avons observés à ce moment nous ont fait cette impression. Il n'y a rien qui puisse faire faire le diagnostic, car les taches exanthémateuses ont au moment de leur apparition le même aspect que les taches rosées lenticulaires ; et d'autre part, l'éruption de taches rosées peut être assez abondante pour que la confusion soit possible. A ce propos nous nous rappelons une malade soignée dans le service de M. Desnos et chez laquelle la poussée de taches rosées fut si abondante sur tout le corps, particulièrement sur la figure, qu'on eût fait le diagnostic de variole au début, si l'observation déjà longue de la maladie ne s'y était opposée. Bien plus, l'observation V de la thèse de M. Kéromnès, qui est donnée comme exemple d'érythème typhique, n'est presque certainement qu'une éruption abondante de taches rosées lenticulaires. Dans le traité de Murchison on trouve aussi comme exemple de taches rosées lenticulaires très abondantes et très volumineuses, une observation où on aurait pu croire à une éruption rubéoliforme au début.

Cette difficulté est d'ailleurs de peu d'importance, car l'erreur ne pourra durer longtemps ; en effet, la rapidité d'évolution de l'exanthème rubéoliforme est telle qu'en 12 ou 24 heures au plus les taches auront acquis une dimension que n'atteint jamais la roséole typhique lenticulaire.

Taches bleues. — Nous ne pensons pas que les taches bleues puissent jamais être confondues avec notre éruption ; pour cela, il faudrait que celle-ci fût à ses derniers jours, qu'elle ait changé de teinte, et alors le nombre des taches, leur siège, la présence des poux du pubis seraient plus que suffisants pour éviter toute erreur.

Éruption pétéchiale. — Nous avons vu que dans les états infectieux graves on observe souvent une grande tendance aux hémorrhagies, pouvant se produire isolément ou simultanément à la surface de toutes les muqueuses ou dans la peau. Nous avons vu que leur mécanisme est bien différent de celui de l'éruption rubéoliforme : il en est de même des symptômes. Sans parler de l'état général, qui est presque toujours infiniment plus grave, et de la coïncidence d'autres hémorrhagies de même nature, le diagnostic pourra se poser facilement par l'aspect seul de la suffusion sanguine. Dans ces cas, en effet, la coloration au lieu d'être franchement rosée, écarlate, et de ne devenir bleuâtre qu'au moment où elle disparaît, a déjà dès le début une teinte brun foncé, presque noire, car le sang est déjà tellement altéré qu'il ne subit plus l'influence de l'air et reste noir, absolument désoxygéné ; en outre, on n'observe pas autour des foyers sanguins la zone rouge congestive, que nous trouvons toujours dans le premier cas, au moins au début. Le diagnostic ne pourrait guère se discuter que si l'on supposait les deux éruptions à leur déclin, alors que dans les 2 cas il ne reste plus que les épanchements sanguins de même coloration brun foncé. L'état général est très grave dans ces cas ; le pronostic est moins sombre lorsque le purpura n'est pas accompagné d'autres hémorrhagies ; et alors la guérison peut arriver : Nous en possédons un cas que voici :

Observation XVI (personnelle)

Le nommé P..., soldat, âgé de 22 ans, entre le 8 octobre à l'hôpital St-Martin, salle Maillot, n° 5, dans le service de M. Haas.

Il se présente avec tous les signes habituels d'une dothiénentérie dont le début semble remonter à environ 8 jours.

La maladie semble très grave au début ; la température oscille autour de 40°,5 ; les 3 premiers jours le malade a un délire violent, des vomissements fréquents, de la congestion pulmonaire intense ; il ne peut rien supporter en fait de médicaments et de boissons.

Bientôt ces phénomènes graves diminuent et la maladie revêt une intensité moyenne. Les taches rosées sont abondantes.

21 octobre. La température commence à baisser légèrement et continue ainsi de quelques dixièmes de degré chaque jour, tandis que l'état général s'améliore proportionnellement.

Le 24, vingt-deuxième jour de la maladie, on trouve une poussée abondante de vésicules miliaires aux aines, à la poitrine et au cou.

Le 25. Les vésicules sont très abondantes, très volumineuses, confluentes et à certains endroits de la grosseur d'une lentille.

Le 26. Les unes sont déchirées, les autres intactes ; le malade ressent des démangeaisons assez vives et se gratte légèrement. A ce moment on observe encore quelques taches rosées douteuses ; la température est à la normale depuis 2 jours.

Le 27. Les démangeaisons sont très vives, le malade s'est gratté assez fortement sur le devant de la poitrine. La peau est sèche ; on trouve de grands lambeaux d'épiderme détachés à la place des sudamina. Quelques vésicules persistent encore intactes.

A certains endroits on voit des petites taches brunes, dues à un épanchement sanguin dans la peau ; elles sont surtout nombreuses aux endroits où il y a eu des démangeaisons. On y fait peu attention.

Le 28. Toutes les vésicules sont desséchées. La peau est sèche, écailleuse ; la paroi des sudamina disparait. Les taches ecchymotiques sont beaucoup plus nombreuses. Aujourd'hui on voit clairement qu'elles ne sont pas dues aux grattages, car elles sont très régulièrement disséminées au thorax, au cou, quelques-unes aux cuisses. Elles ne sont pas alignées comme cela serait à la suite de coups d'ongles ; d'ailleurs elles existent à des endroits inaccessibles, dans le dos entre les deux omoplates, par exemple ; elles sont un peu plus accusées sur les saillies obliques qui correspondent aux côtes ; la pression du décubitus semble être encore une cause prédisposante à l'altération vasculaire. L'éruption est sous forme de taches de la dimension d'une lentille écartées l'une de l'autre de 1 ou 2 centimètres.

Les jours suivants, l'éruption persista, mais toujours en diminuant, de sorte que 5 jours après il n'en restait pour ainsi dire plus de traces.

Il n'y eut d'autre hémorrhagie qu'une épistaxis légère le 27 octobre. L'état général s'était très amélioré pendant ce temps et le malade était en pleine convalescence et commençait déjà à manger un peu, alors qu'il avait encore des traces de son éruption.

Nous ne savons si l'on a bien eu affaire ici à une éruption pétéchiale du même genre que les véritables hémorrhagies adynamiques. L'état excellent du malade ne semble pas impliquer une altération des vaisseaux suffisante, et d'autre part, cette éruption miliaire si abondante a peut-être bien été la cause déterminante des ruptures capillaires. Peut-être même ce cas-ci pourrait-il plutôt être rapproché de l'éruption rubéoliforme type, la rupture capillaire s'étant produite sans que l'inflammation ait été suffisante pour produire des taches rubéoliformes ?

Miliaire rouge. — Nous ne pensons pas que la miliaire blanche ordinaire puisse être confondue avec l'éruption rubéoliforme. Il n'y a absolument pas d'erreur possible, lorsque les sudamina ont leur aspect habituel, blanc nacré, transparent comme une goutte de rosée.

Dans d'autres cas la congestion est plus accusée et alors le liquide, bien que toujours séreux, contient quelques leucocytes; dans certains cas même, il est tout à fait purulent. C'est alors qu'il s'est formé au-dessous de la vésicule miliaire blanche, laiteuse, une zone inflammatoire assez étendue, pour que la rougeur, qui persiste après la rupture de la vésicule, soit suffisante pour présenter à un examen un peu rapide l'aspect d'une tache rubéolique, du diamètre d'une pièce de cinquante centimes.

Dans d'autres cas encore, mais exceptionnellement et dans des états tout à fait dyscrasiques, la congestion qui préside au développement de la miliaire est hémorrhagipare; et, en même temps que la tache devient livide, quelques hématies (ou au moins leur matière colorante) pénètrent dans la vésicule, dont elles colorent le liquide en rouge. Nous n'avons pas eu l'occasion d'observer cette variété de miliaire rouge.

Dans tous ces cas, il sera facile de faire la distinction de l'éruption par la présence des vésicules, qui existent toujours intactes au moins sur quelques points où elles étaient en retard sur les autres; même lorsqu'elles ont disparu, on en retrouve encore des traces au centre de la tache, où l'on remarque, disposés en collerette, les lambeaux d'épiderme, vestiges de la paroi de la vésicule rompue.

Voici l'observation d'une éruption qui à une certaine distance offrait l'aspect rubéoliforme et qui regardée de près était une éruption d'acné.

Observation XVII (personnelle)

Le 12 octobre 1889, le nommé Pan.., soldat, âgé de 21 ans, entra à l'hôpital militaire Saint-Martin, salle Bégin, n° 8, dans le service de M. Haas.

Ce malade à son arrivée est atteint d'une fièvre typhoïde contractée à Aubervilliers où il s'est déclaré dernièrement une série de cas assez graves.

A son arrivée, on constate tous les signes ordinaires d'une fièvre typhoïde d'intensité plutôt grave : il y a peu de délire, mais l'abattement est considérable. La maladie évolua tout naturellement sans complication jusqu'au 22 octobre, 16e jour de la maladie. Les symptômes nerveux s'étaient beaucoup améliorés, l'état général était devenu excellent. La température était cependant encore ce jour-là de 39° et 40°.

22 octobre. On remarque par tout le corps, surtout au ventre, dans le dos et aux cuisses, mais peu à la tête, de très petits boutons rouges, légèrement surélevés, sensibles au toucher, les uns arrivant à la suppuration, les autres ayant avorté et subissant une sorte de dessiccation avec desquamation furfuracée en collerette. Les taches rosées semblent en très grand nombre, mais il y en a beaucoup moins qu'on ne pourrait le croire, car souvent cette fausse apparence est due à la naissance d'un bouton acnéiforme ayant déterminé autour de lui un peu de rubéfaction inflammatoire.

Le 23. Presque toutes les fausses taches rosées ont augmenté de volume; leur zone de rubéfaction a presque le diamètre d'une pièce de 50 centimes ; leur centre se trouve partout occupé par un petit bouton saillant. Au centre il y a presque de la suffusion sanguine. De loin, la peau offre un peu l'aspect d'une rougeole. La température a baissé : 38°, 39°,1.

Le 24. Les taches ont encore augmenté de diamètre et sont même plus larges que des pièces de 50 centimes ; elles sont séparées les unes des autres par des espaces équivalents de peau saine. De loin on a absolument l'apparence d'une éruption rubéolique typhique qui serait de faible intensité.

Elle est plus accentuée au tronc, sur les cuisses et sur les bras ; plus faible aux jambes, aux pieds, aux avant-bras et aux mains ; nulle sur la face et le cou.

Le centre a déjà pris une teinte plus brune, plus foncée tandis que les bords restent rosés.

Le 25. Le centre de chaque tache est brun, presque noirâtre; le bouton y persiste encore et est le siège d'une desquamation en collerette. Les bords de la tache commencent à s'effacer, sa teinte est beaucoup moins rosée.

Le 28. L'éruption a à peu près disparu. Il reste encore des saillies dures au toucher. On trouve encore de *l'acné*, ordinaire sur les jambes, les bras et le dos, mais semblable à celui qu'on trouve chez les individus sains et il ne semble pas en rapport avec l'éruption passée.

La fièvre a évolué très rapidement ; la température qui avait déjà commencé à baisser le 2e jour de l'éruption, a continué et est arrivée à la normale à partir du 28 octobre, jour qui peut être considéré comme la fin de l'éruption.

Le malade sortit en convalescence, 10 jours après.

Cette observation nous semble intéressante au point de vue de la ressemblance avec l'exanthème rubéoliforme sous le rapport de la couleur et de la marche ; il est certain que lorsque la saillie acnéiforme sera fortement appréciable comme dans ce cas, on ne pourra s'y tromper.

A un autre point de vue, nous ferons remarquer que cette éruption est peut-être bien aussi de nature critique par son époque d'apparition et sa coïncidence avec la défervescence ; peut-être aussi est-elle de même nature que l'éruption rubéolique? peut-être est-ce la même lésion, mais ici à un degré beaucoup plus prononcé ? L'éliminanation de matières toxiques serait dans les deux cas la cause occasionnelle de la poussée cutanée.

Après avoir examiné les diverses éruptions qui sont de nature typhique, nous allons comparer les fièvres éruptives diverses avec l'exanthème rubéoliforme.

La rougeole est l'éruption qui doit venir la première, tant elle ressemble à celle de la dothiénentérie.

En effet les points de rapprochement sont tels que le plus souvent les auteurs ont considéré l'éruption comme étant une rougeole venant, chez le même individu, évoluer pendant le cours d'une dothiénenterie. D'après Kelsch et Kiener cela n'aurait rien d'impossible, car on voit parfaitement dans la même culture évoluer simultanément, sans se gêner en aucune façon, deux microbes différents. Mais s'il n'y a pas d'impossibilité à l'évolution simultanée de ces deux maladies, toujours est-il que les observations publiées en sont très peu nombreuses. Dans la remarquable thèse de M. Bez, qui a presque rassemblé tous les cas connus, nous n'en trouvons guère mentionnés que 4 ou 5 ayant tous entraîné la mort après des accidents de suppuration assez intenses pour donner lieu à des phénomènes typhoïdes ; de plus les taches rosées ne sont mentionnées que dans un cas, et à l'autopsie l'ulcération des plaques de Peyer n'est citée nulle part ou bien elle est déclarée absente, de sorte que le diagnostic de fièvre typhoïde peut être considéré comme douteux, la rougeole ayant existé seule et compliquée d'accidents septiques.

Lors d'éruption rubéolique dans la fièvre typhoïde, nous nous méfierons donc beaucoup, vu la rareté des faits, du diagnostic de rougeole survenue dans le cours de la maladie primitive ; cependant si le fait se produit chez un enfant, si on peut retrouver l'origine du contage morbilleux dans d'autres cas voisins, s'il y a une recrudescence de la température et si elle se maintient quelques jours plus élevée que précédemment ; si de plus, on observe un catarrhe intense des muqueuses de l'œil, du nez, du larynx et du poumon, on pourra conclure au diagnostic de rougeole intercurrente. Cela pourra arriver plus spécialement chez les enfants et dans les hôpitaux, quoique nous n'en connaissions pas d'exemple net. Chez l'adulte cela sera encore bien plus rare.

La **roséole** ou **rubéole**, observée assez souvent chez les enfants, caractérisée par des symptômes fébriles et une éruption apparaissant 24 ou 48 heures après le début des accidents, n'a jamais été signalée, que nous sachions, dans le cours de la dothiénentérie. Cette éruption est généralisée, formée de taches rosées distinctes ; elle a une durée de un ou deux jours au plus, et disparaît sans laisser de traces et sans avoir présenté les symptômes précis de l'éruption typhoïde.

La **scarlatine** a des symptômes suffisamment nets pour être différenciée à première vue. En effet, ce ne serait que dans les cas extrêmement confluents, que les taches arriveraient à se toucher et à produire une rougeur diffuse, scarlatiniforme, que l'on pourrait hésiter ; mais, en y regardant de près, on voit que les taches sont toujours un peu séparées par des espaces de peau saine, et d'ailleurs si intense que soit l'éruption, elle ne l'est jamais assez aux jambes pour qu'on n'y retrouve plus ses caractères particuliers.

En recherchant les autres signes de la scarlatine, il ne faudra pas prendre pour de l'angine scarlatineuse les douleurs de gorge, dont se plaignent souvent les typhiques et qui sont dues à une sécheresse de la muqueuse buccale; la présence de l'albumine dans l'urine n'entrera guère en ligne de compte, car on peut la trouver dans les deux maladies. Une desquamation très abondante établirait le diagnostic rétrospectif, car la coïncidence de ces deux maladies est beaucoup mieux démontrée que pour la rougeole : une des observations les plus probantes à cet égard est celle de Eichhorst, publiée dans *Deutsche Zeitschrift für praktische Medicin* du 17 avril 1875 ; on en a encore publié quelques autres cas depuis cette époque.

La **variole**, qui, d'après M. Bez, coïncide assez fréquemment avec la dothiénentérie, ne semble pas devoir compliquer le diagnostic de l'exanthème rubéolique typhique. En effet, on ne pourrait hésiter que lors du début d'un rash scarlatiniforme ou rubéolique dépendant de la variole, ou bien encore lors du début de l'éruption qui pourrait être confondu avec le début de l'éruption typhique, mais dans les deux cas l'erreur ne saurait être de longue durée, car très rapidement la marche ultérieure de la maladie accusera fortement les symptômes dans un sens ou dans l'autre. D'ailleurs même avant cette époque le début de la variole est accompagné de symptômes suffisamment nets pour ne pas se tromper.

La *roséole vaccinale* ne sera citée ici que pour mémoire ; la disposition caractéristique de l'éruption plus nombreuse au voisinage du point d'inoculation et les commémoratifs ne laisseront pas de doute possible.

L'érythème polymorphe, d'origine rhumatismale, pourrait se manifester pendant le cours d'une fièvre typhoïde, quoique nous n'en connaissions pas d'exemple. M. Lemaigre dans sa thèse en cite un cas survenu pendant la convalescence à l'hôpital Laënnec dans le service de notre maître, M. Ferrand.

D'ailleurs cet érythème est rarement aussi généralisé et aussi régulièrement disséminé que l'érythème typhique. On l'observe plutôt aux jambes, aux genoux, aux hanches que dans les parties supérieures du corps, tandis que ces dernières sont au contraire le siège de prédilection de l'exanthème typhique.

La typhose syphilitique, telle que l'a décrite M. le professeur Fournier, peut être prise pour une dothiénentérie, même après l'éruption spécifique. En effet, cet état caractérisé par les signes que cet auteur résume ainsi : « symptômes fébriles plus ou moins accusés, généralement assez intenses (pouls oscillant entre 100 et 120), température de 38°,5 à 39°,5 à l'aisselle; malaise fortement accentué dans le sens de l'adynamie; brisement, accablement, prostration, langue saburrale, inappétence, état asthénique de toutes les fonctions, pouls mou, dépressible, céphalalgie continue, étourdissements, vertiges, somnolence », est assez semblable à la fièvre typhoïde vulgaire; cependant, d'après le même auteur, on ne trouve à peu près jamais dans la syphilis les symptômes suivants, qui sont presque habituels dans la fièvre continue: « épistaxis initiale, stupeur du visage, faciès, troubles intestinaux, diarrhée, taches rosées lenticulaires, gargouillement iliaque, météorisme, fuliginosités buccales, râles bronchiques, intumescence de la rate ». Cependant, comme tous ces symptômes ne sont jamais au complet, on pourra dans certains cas hésiter sur le diagnostic, car à un certain moment de son évolution nous avons vu que l'exanthème de la fièvre typhoïde ressemble à celui de la syphilis.

Dans ces cas, on arrivera à faire le diagnostic, l'exanthème apparaissant dans la syphilis avant la période fébrile, tandis que dans la dothiénentérie ce n'est pas avant le 15e jour de la maladie ; en outre, si on observe l'exanthème au début, la coloration est franchement rosée, écarlate dans la fièvre typhoïde, d'une teinte plus terne, arrivant jusqu'à la teinte bronzée classique dans la syphilis ; enfin, dans les derniers jours de l'éruption, la coloration est à peu près semblable dans les deux cas ; mais, si l'on a des commémoratifs, si l'on recherche les autres signes de la vérole, on ne pourra se tromper, et si l'on n'a rien trouvé de spécifique, soit dans les antécédents, soit dans l'état actuel, la marche particulièrement rapide de l'éruption typhoïde ne laissera plus persister la moindre hésitation après deux ou trois jours au plus.

Notre maître M. R. Moutard-Martin en a observé un cas bien caractéristique, dont nous ne reproduirons pas entièrement la longue observation, que l'on trouvera détaillée dans la thèse de M. Kéromnès : il s'agissait d'un malade qui entra à l'hôpital avec de la température, des symptômes gastriques et un état typhoïde très prononcès; depuis 3 semaines un médecin le soignait en ville pour une fièvre typhoïde.

En se basant sur les caractères de l'éruption, M. R. Moutard-Martin fit le diagnostic rétrospectif de la maladie, qui céda assez rapidement à un traitement approprié.

L'**éruption récidivante**, que MM. Siredey et Féréol rapportent dans l'*Union médicale* du 9 mars 1876, n'a pas de caractères bien précis, mais ils sont suffisamment différents de l'exanthème typhique : elle est plutôt scarlatiniforme et d'allure très irrégulière ; la récidive se reproduit plusieurs fois à intervalles variables (8 fois en 5 ans dans le cas cité), l'apyrexie est constante, sauf dans le premier accès, qui coïncide avec la fièvre typhoïde. Les cas publiés en sont trop peu nombreux pour qu'on puisse affirmer sa nature, mais elle n'est certainement pas due à la fièvre typhoïde ; il n'y a probablement qu'une simple coïncidence de l'un des accès avec la période d'état de la dothiénentérie, dont l'action est d'ailleurs épuisée depuis bien longtemps déjà, alors que l'éruption se reproduit encore avec la même apparence que la première fois.

Les **éruptions médicamenteuses** qui peuvent se rencontrer dans le cours de la fièvre typhoïde n'ont pas la même importance, car elles présentent habituellement des caractères bien particuliers.

L'*érythème quinique* est le plus important à signaler à cause de la fréquence de l'administration de la quinine. Si nous nous en rapportons à la thèse de Levassor, nous voyons que cette éruption a des signes absolument différents. Elle est essentiellement polymorphe : scarlatiniforme, rubéolique, papuleuse, purpurique, etc. ; son début est brusque, son extension très rapide ; elle n'affecte pas de siège spécial : tête, membres, tronc ; elle est plus souvent localisée à certaines parties du corps que généralisée ; les démangeaisons sont constantes et souvent très vives ; quelquefois les muqueuses sont légèrement prises ; la marche est très rapide, souvent elle ne dure que quelques heures, très rarement elle persiste pendant deux jours ; la desquamation quoique légère est habituelle ; enfin et surtout la récidive est fréquente, arrivant à chaque nouvelle ingestion de quinine, si petite que soit la dose, ce qui prouve bien que l'on a affaire à des idiosyncrasies. Nous ajouterons que les cas d'éruptions quiniques, comparés au nombre de cas où l'on a administré ce médicament, sont extrêmement rares ; aussi, dans un cas de fièvre typhoïde, lors de l'apparition d'un exanthème rubéoliforme, on pourra presque toujours éliminer d'emblée, vu son extrême rareté, l'hypothèse d'une intoxication quinique ; d'ailleurs, les autres caractères de l'éruption sont assez particuliers pour ne se tromper dans aucun cas.

L'*érythème copahique* a un début brusque ou lent (deux à quatre jours). Il est formé de taches rouges ou rosées, arrondies ou déchiquetées, séparées ou se réunissant en plaques, saillantes ou non, disparaissant à peu près complètement à la pression, localisées beaucoup plus particulièrement aux poignets, aux genoux, aux malléoles, aux mains et aux pieds, c'est-à-dire au voisinage des articulations plutôt que sur le corps ; leur durée est de trois à sept jours et elles disparaissent habituellement sans avoir provoqué de démangeaisons en s'accompagnant souvent d'une légère desquamation furfuracée. Dans ce cas, il est des plus facile de remonter à la cause.

L'*érythème belladoné* est constitué par une rougeur diffuse, à apparence scarlatineuse, s'observant particulièrement chez les enfants, plus souvent à la face que sur les autres parties du corps, très rarement généralisé, extrêmement fugace, durant seulement quelques heures et s'accompagnant toujours de rougeur, de sécheresse de la gorge et de dilatation pupillaire.

L'*érythème térébenthiné* est formé par une rougeur diffuse siégeant sur les parties supérieures du tronc, s'accompagnant de démangeaisons vives et d'une desquamation abondante.

L'*exanthème opiacé* est érythémateux, formé de larges plaques rouges; il siège à la face, sur le tronc, quelquefois sur les bras; il est accompagné de sudation assez abondante et d'une sensation de chaleur vive; il dure à peine quelques heures et n'est pas suivi de desquamation.

L'*exanthème chloralique* est aussi érythémateux; il siège au cou, sur le dos et à la face et n'est pas suivi de desquamation. Il est formé de taches distinctes, plus ou moins nombreuses, à évolution généralement rapide.

Nous ne dirons rien ici des érythèmes médicamenteux produits par les topiques appliqués sur une plaie; dans ces cas, le diagnostic est habituellement très facile, car la rougeur va en diminuant à mesure qu'on s'éloigne de la plaie, où elle est d'ordinaire à son maximum.

Traitement.

Si nous tenons compte de la nature de l'exanthème typhique rubéoliforme, nous voyons qu'il constitue, dans le cours d'une fièvre typhoïde jusque-là normale, un incident absolument sans gravité, disparaissant spontanément sans avoir influencé en rien la marche de la maladie. Il n'y a, par conséquent, aucune raison pour chercher à modifier son évolution naturelle par des moyens thérapeutiques appropriés, résultat qui nous semblerait, d'ailleurs, bien difficile à atteindre.

L'essentiel pour le médecin est de reconnaître la nature de l'éruption, alors qu'elle n'est encore qu'à son début, pour n'être pas exposé à porter un pronostic grave, ou à interrompre le traitement habituel de la dothiénentérie par la cessation d'un médicament, le sulfate de quinine, par exemple, auquel il pourrait être tenté d'attribuer l'éruption.

Conclusions.

I. — Du quinzième au vingt et unième jour de la fièvre typhoïde, il survient quelquefois un exanthème rubéoliforme, présentant les symptômes cutanés de la rougeole, sans inflammation des muqueuses.

II. — L'éruption plus accentuée sur le tronc et le cou, que sur les membres inférieurs, dure de 3 à 5 jours.

III. — Elle coïncide avec des signes de crise et une amélioration de l'état général.

IV. — Il n'y a habituellement pas de desquamation.

V. — Ce n'est pas une rougeole survenant dans le cours d'une fièvre typhoïde; ce n'est ni une éruption sudorale, ni une éruption confluente de taches rosées lenticulaires; elle n'est ni rhumatismale, ni syphilitique, ni médicamenteuse.

VI. — Survenant au déclin de la dothiénentérie, elle semble due à l'irritation produite par les substances toxiques éliminées par la peau, ou bien encore à des décharges bactériennes, se faisant par les glandes sudoripares et produisant des embolies capillaires et des ruptures vasculaires, analogues à celles qui se produisent quelquefois à ce moment du côté du rein, en donnant lieu à de la néphrite hémorrhagique.

VII. — Le pronostic de l'exanthème rubéoliforme est absolument sans gravité. Il indique au contraire la terminaison de la période d'état, mais il ne met pas à l'abri des complications ultérieures de la fièvre typhoïde.

Bibliographie.

Forget. — Diagnostic de la fièvre typhoïde. *Union médicale*, 1852.

Sourier et Aspol. — Épidémie de fièvre typhoïde rubéolique à St-Étienne. *Mémoires de médecine et chirurgie militaires*, 1862.

Chédevergne. — *De la fièvre typhoïde et de ses manifestations congestives, inflammatoires et éruptives.* Thèse, Paris, 1864.

Mazeron. — *Taches et éruptions typhiques.* Thèse, Paris, 1866.

Hayem. — Des embolies capillaires dans la pyohémie. *Gazette hebdomadaire de médecine et de chirurgie*, 1871.

Laveran. — Des dégénérescences dans les maladies aiguës. *Archives générales de médecine*, 1871.

Eichhorst. — *Deutsche Zeitschrift für praktische Medicin*, 17 avril 1875.

Mornard. — *Des éruptions cutanées dans la fièvre typhoïde.* Thèse, Paris, 1875.

Murchison. — *De la fièvre typhoïde.* Trad. Lutaud, 1878.

Griesinger. — *Traité des maladies infectieuses.* Traduction Lemâtre, 1877.

Fournier. — *Traité de la syphilis.*

Bouchard. — *Pathogénie des hémorrhagies.* Thèse agrégation, 1869.

Humbert. — *Septicémie intestinale.* Thèse, Paris, 1873.

Hayem. — Manifestations cardiaques de la fièvre typhoïde. *Progrès médical*, 1875.

Siredey et Féréol. — *Union médicale*, 6 mars 1876.

Bez. — *Contemporanéité des fièvres éruptives et de la fièvre typhoïde.* Thèse, Paris, 1877.

Deschamps. — *Des éruptions médicamenteuses.* Thèse, Paris, 1878.

Raymond et Nélaton. — Une variété d'éruptions typhiques. *Progrès médical*, 1878.

Bussy. — *L'exanthème scarlatiniforme.* Thèse, Paris, 1879.

Hanot. — Millaire bactéridienne. *Revue de médecine*, 1881 et 1883.

Gabiran. — *Exanthèmes typhoïdes.* Thèse, Paris, 1879.

Hayem. — *Crises hématiques dans les maladies à défervescence brusque*, 1881.

Bouchard. — Des néphrites infectieuses. Communication au Congrès de Londres. *Revue de médecine*, 10 août 1881.

Reynaud. — *Des érythèmes polymorphes dans la fièvre typhoïde.* Thèse, Paris, 1881.

Kéromnès. — *Étude descriptive de quelques éruptions typhiques.* Thèse, Paris, 1881.

Thomas Barlow. — Purpura dans la fièvre typhoïde. *The Lancet*, 26 avril 1884.

Levassor. — *Des éruptions quiniques.* Thèse, Paris, 1885.

Morin. — *Variété d'exanthème dans l'embarras gastrique aigu.* Thèse, Paris, 1886.

Verneuil. — *Des symptômes cutanés dans la pyohémie.* (Ses travaux antérieurs et ceux de ses élèves sont réunis dans ses *Mémoires de chirurgie*, tome III, 1886.)

Gaucher. — *Pathogénie des néphrites infectieuses.* Thèse agrég., 1886.

Chauffard. — *Crises dans les maladies.* Thèse agrég., 1886.

Baradat de Lacaze. — Éruptions sudorales dans la fièvre typhoïde. *Revue de médecine*, 10 avril 1887.

Estève. — *Évolution simultanée de la fièvre typhoïde avec la rougeole et la scarlatine.* Thèse, Paris, 1888.

IMPRIMERIE LEMALE ET Cie, HAVRE

IMPRIMERIE LEMALE ET Cie, HAVRE

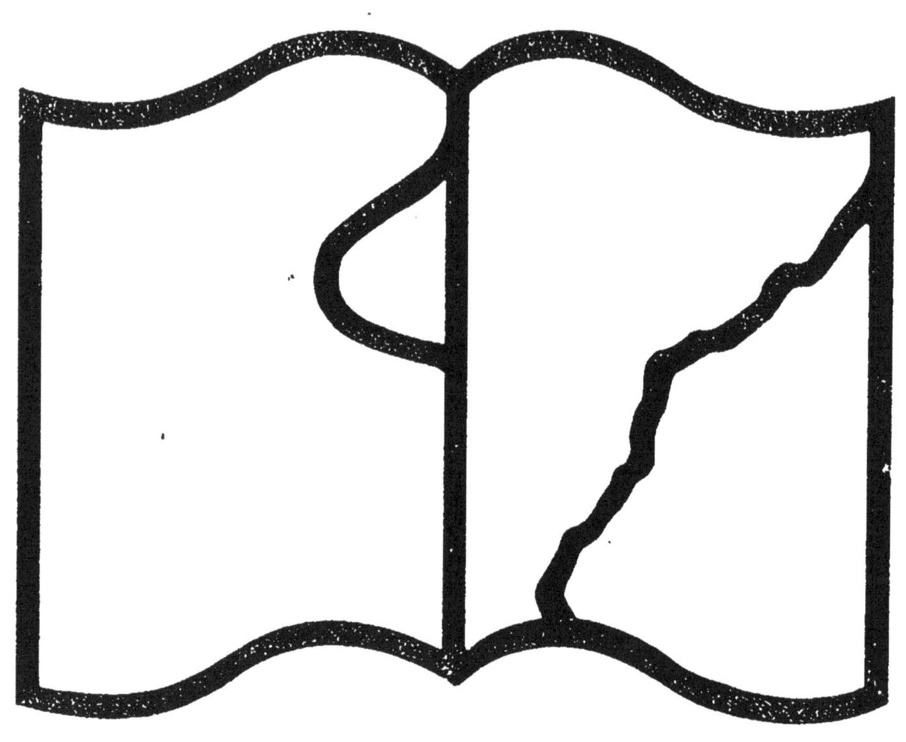

Texte détérioré — reliure défectueuse

NF Z 43-120-11

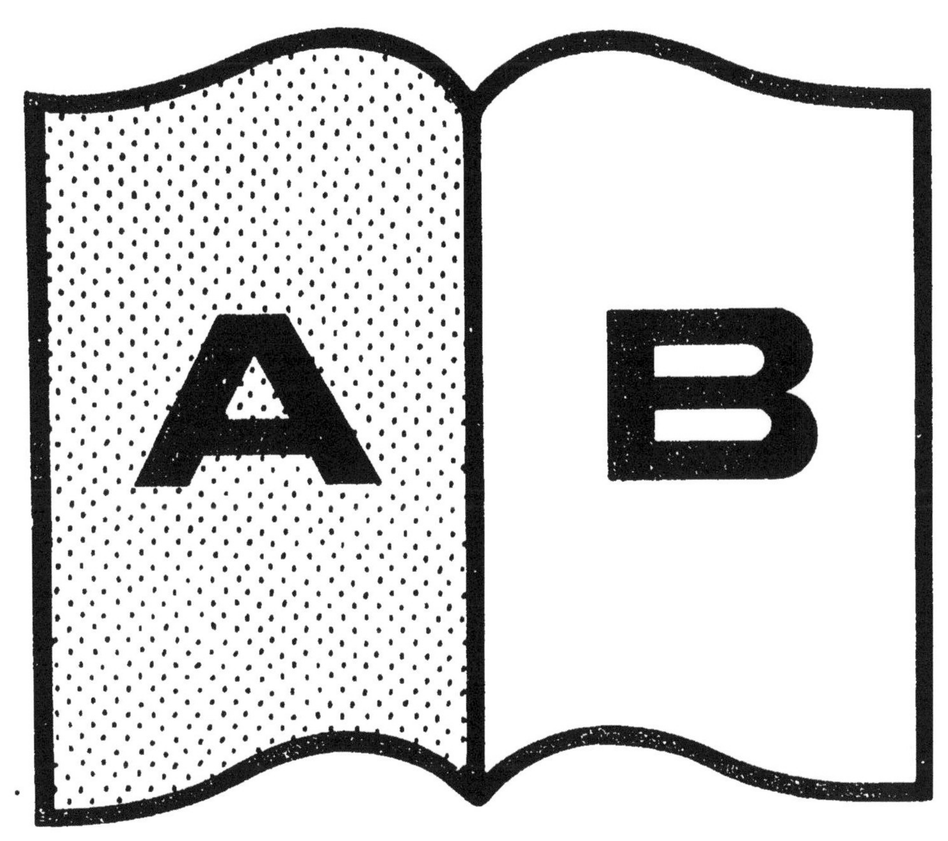

Contraste insuffisant

NF Z 43-120-14

www.ingramcontent.com/pod-product-compliance
Ingram Content Group UK Ltd.
Pitfield, Milton Keynes, MK11 3LW, UK
UKHW020201200726
13856UKWH00003B/1131